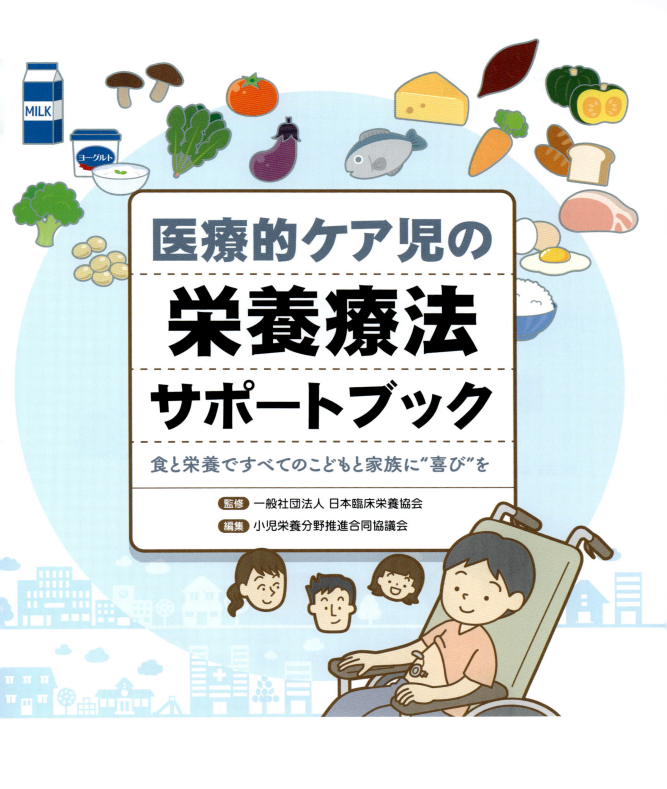

カラー口絵

・本項「カラー口絵」は，本書本文中にモノクロ掲載した写真のうち，カラーで呈示するべきものを本文出現順に並べたものである．
・本項「カラー口絵」に示したページは当該写真の本文掲載ページを表す．

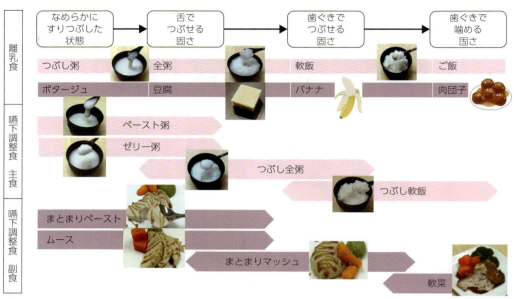

口絵1 離乳食と発達期嚥下調整食分類 2018 の関連模式図 [p.59 参照]

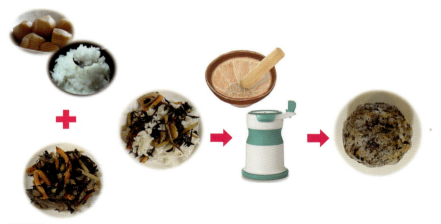

口絵2 まとまりマッシュの加工例 [p.60 参照]

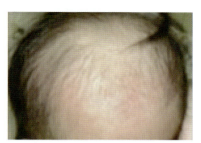

口絵3 ビオチン欠乏症 [p.68 参照]
入院第3日目における脱毛および毛髪の褐色変化を示す.
[小松寿里, ほか：アレルギー用ミルクの長期使用によりビオチンおよびカルニチン欠乏症を来した1例. 仙台症医誌 2012；32：43-48.]

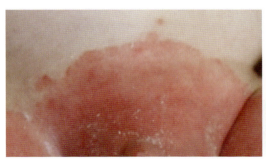

口絵4 亜鉛欠乏による皮膚炎 [p.68 参照]
おむつかぶれとしての通常のスキンケア, 外用療法で改善に乏しく, 亜鉛の補充により改善した例.
[高増哲也：亜鉛欠乏症・腸性肢端皮膚炎. 大嶋勇成, ほか(編集)：こどもの皮膚のみかた. 診断と治療社, 2019：361-363.]

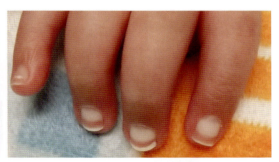

口絵5 セレン欠乏による爪の白色化 [p.68 参照]
[位田 忍：重症心身障害児(者)の病態と栄養管理. 日重症心身障害会誌 2019；44：141-149.]

iii

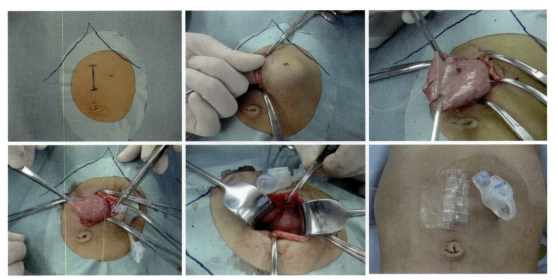

■口絵6　開腹による胃瘻造設術［p.80 参照］

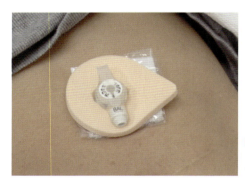

■口絵7　胃瘻ボタンによる機械的刺激・漏れの防御
　　　　［p.82 参照］
ラップした高吸水性ポリマーと化粧用パフを利用.

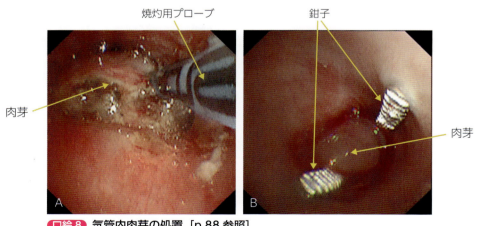

■口絵8　気管内肉芽の処置［p.88 参照］
A：レーザーによる焼灼.
B：気管切開口から挿入した鉗子で肉芽を挟み込んで摘出する.

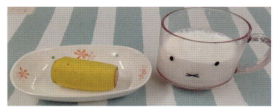
口絵9　おやつの注入を提案［p.103 参照］

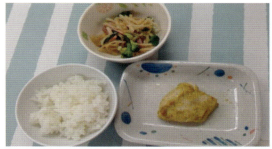
口絵10　幼児食［p.103 参照］

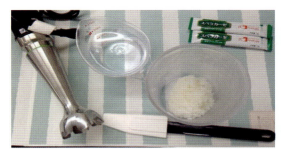
口絵11　ご飯，お湯，2％酵素入りゲル化剤を攪拌［p.103 参照］

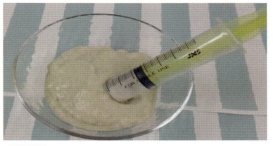
口絵12　主菜と副菜を加えて攪拌したミキサー食［p.103 参照］

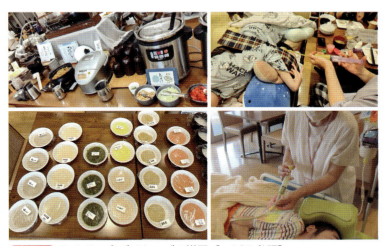
口絵13　ミキサー食バイキングの様子［p.105 参照］

巻頭言

『医療的ケア児の栄養療法サポートブック』(以下，本書)はまさに時宜を得た書です．

SNS全盛時代ですが，膨大な健康・医療情報から適切なものを選択・活用することはプロフェッショナルにとっても容易なことではありません．自身の専門領域やそこに隣接する関連分野の進歩ですら統合された形でなければ実際の臨床には活用できないと痛感します．生活習慣病・内分泌・エイジングの臨床を専門とする自分にとって本書は細分化された情報の寄せ集めではなく，小児の発達・病態から栄養管理・医療的ケア児の生活支援など多くの領域で実践されておられる先生方の貴重な研究・実践の集大成であり真に心強い味方です．

私事になりますが，血縁に代謝性疾患を有する者がおり，小児の栄養に関する問題やその解決において自分の至らなさを痛感した点からも本書の存在は珠玉の1冊と確信する次第です．

長寿の"質"が問われ，健康寿命の延伸が重要なテーマになっている現在だからこそ，発育過程における医療的ケア児における栄養療法の重要性はさらに増しているのではないでしょうか？

日本臨床栄養学会，日本臨床栄養協会大連合大会における熱気あふれるシンポジウムをこのような素晴らしい形でまとめあげられた位田忍，西本裕紀子両先生に心から尊敬の念を表します．また本書の趣旨に賛同していただき執筆された小児栄養各分野の専門の先生方，医療的ケア児の現場で奮闘されておられる前田浩利先生，感謝すると共に今後のご指導よろしくお願いいたします．さらに本シンポジウムの重要性を理解され，社会的基盤を支えておられる野田聖子衆議院議員に深謝いたします．そして根気強く出版まで尽力された診断と治療社各位，ありがとうございます．

健康・医療の領域の質的向上のためにも1人でも多くの方が本書を活用されることを望んでやみません．

2025年1月

一般社団法人 日本臨床栄養協会 理事長

久保　明

推薦文

医療的ケア児支援法の発案メンバーであり，自らも医療的ケア児の母としての立場から

2023年11月11日に開催された第44回日本臨床栄養協会総会（テーマ："食"を制するは喜びに通ず）において，西本裕紀子会長の依頼で特別講演「医療的ケア児の母として」という講演をした．学会では，私の講演を受けパネルディスカッション「医療的ケアが必要な児（医ケア児）の栄養管理」で，栄養管理の最善化に向けて議論された．さらに，それをもとに『医療的ケア児の栄養療法サポートブック』が様々な専門家により執筆されている．この本の企画は，生活の基盤である「食」の観点を医ケア児にも取り入れており，医ケア児支援法の発案メンバーであり，医ケア児の母として医ケア児にかかわる方々に広く目を通していただきたいと思い推薦文を書かせていただいた．

私の息子には心臓疾患など多くの障害があったため，出生後すぐにNICUに入り，気管切開し胃瘻を作って自宅に戻れたのは2歳3か月の時だった．十数年前は退院直後から受けられる「医療的ケア児」への支援もないまま，退院と同時に家での医療行為を伴う育児のスタートを切った．受け入れてくれる保育園や小学校探しにはとても苦労を要した．このような状況を改善するために2015年2月に超党派永田町子ども未来会議を立ち上げ，医療的ケア児とその家族の支援を目指した法整備に取り組み，約5年間の検討の末，2021年（令和3年）6月「医療的ケア児及びその家族に対する支援に関する法律」が成立した．当事者が相談できる支援センターの設置，学校への親の付添い問題解消のための看護師配置，卒業後の居場所問題，支援の自治体間格差等の課題解消を目的としている．多くの人たちが医療的ケア児の手助けをしてくれる社会，医療的ケア児が社会でも報われる国にしたいという思いが強くある．

息子は今も胃瘻から栄養を摂っている．最初は経腸栄養剤を1日6～7回注入していた．夜も徹夜で注入を見守った．最後の注入は午前1時になる．睡眠不足により，総理官邸の階段で転倒してしまったこともあった．

今，息子の「食事」はミキサー食である．私の夫は元板前で，「日本の美味いものを食べさせてやりたい」と思い，息子が食べられる食事としてミキサー食があると気付いた．主治医の同意もあった．わが家特性のミキサー食は大きな鍋に，野菜，肉，魚，きな粉，昆布，胡麻，黒ニンニクなど30種類の食材を入れて，シチューのように煮込み，最後に醤油，みりん，酒などで普通に食べてもおいしい料亭の和風ポタージュのような味になっている．季節の果物で作ったジュースも加える．これらをシリンジに，主食8本・デザート2本と合計10本の胃瘻食を1日4回注入している．今でも最後の注入は午前1時で親の睡眠不足は解消できていないが，息子はミキサー食を入れ始めてから本当に元気になった．ウイルスに感染しても，1日程度で回復する．これは日々の食生活，栄養の積み重ねのおかげだろうと思っている．

2025年1月

衆議院議員

野田聖子

推薦文

小児在宅医療に携わってきた立場から

この度,『医療的ケア児の栄養療法サポートブック』の刊行に際し,普段より親交の厚い位田忍先生のご依頼をいただき,私のような者が分不相応とは思いますが,推薦の文を寄稿させていただきます.

私は,小児がんのこどもを診療し,こどもが亡くなっていくことが,ご家族,そして医療者にも深い悲しみと苦しみをもたらすことを経験し,少しでもその苦しみが癒される道はないのかと求め,小児在宅医療にその答えを見出し,これまで取り組んできました.その過程の中で,小児がんのこどもだけでなく,全ての高い医療ニーズのあるこどもが,小児在宅医療を必要としていることを実感し,できるだけ多くのこどもたちが家で安心して医療を受けられ,日常生活を送れるように,小児在宅医療のシステム,さらには生活支援の仕組みを整えるためにできるだけのことをしてきました.

そもそも,医療的ケア児は制度上はあくまで医療施設で生きており,地域では生活していないことになっている「例外」の存在でした.それゆえに,医療的ケア児とそのご家族は大変な「生きにくさ」を経験していたのです.小児在宅医療に取り組み,私は,そのことに気が付き,それを少しでも改善したいと願いました.そして,その歩みの中で,多くの方との出会いと共感をいただき,何よりすべての命を大切にする日本という国のすばらしい伝統や,それを守りたいと願う方々の尽力によって,2021年(令和3年)に「医療的ケア児及びその家族に対する支援に関する法律」が成立しました.この法律によって,医療的ケア児支援が大きく前進しつつあります.

本書は,そのような医療的ケア児支援の社会制度も言及しながら,栄養管理を中心に医療的ケア児の支援全体を網羅しています.しかも,痒いところにも手が届くような項目も含み,あくまで現場,地域の視点で支援の要所が述べられています.

小児在宅医療,医療的ケア児支援において,栄養療法は本当に重要な支援の要ですが,これが,地域における生活支援の視点から,様々な制度も含めて述べられた成書はこれまでありませんでした.「食」は,医療的ケア児支援の中では,経管栄養の方法論,あるいは経口摂取のリハビリなど医療的側面のみで語られることが多かったのですが,実は,生活やその支援,さらに社会の全体の中で,語られるべきものだと感じていました.本書は,まさしくそのように,「食」を捉えており,小児在宅医療や医療的ケア児の栄養療法にかかわる専門職のみならず,医療的ケア児の社会支援及び障害児支援にかかわるすべての方にきっと有用であると感じ,推薦させていただきます.

2025年1月

医療法人財団はるたか会

前田浩利

序　文

　在宅医療の進歩に伴い，疾患や障害があっても，家庭や地域での生活が可能になってきた．小児期では，家庭の中で過ごし学校で学び遊ぶといった，こどもの発達を支える活動ができるようになった．医療的ケア児の在宅における栄養支援の目的は，生命維持に加えて，こどもの成長発達と，さらに個々の状況に合わせた Wellbeing な生活が送れるように支援することである．しかし，後者に対する栄養支援という考え方は十分に浸透しているとはいえない．

　嚥下機能障害や腸管機能不全により長期間の栄養管理が必要となるが，経腸栄養剤だけでは微量栄養素の不足や，嘔吐，下痢，便秘，ダンピングなどの消化器症状を生じたり，長時間の注入による介護負担など様々な問題が生じる．また，成長発達に伴い必要栄養量は変化する．個々の病態に応じた嚥下調整食による摂食訓練の継続は，五感を刺激し「食を楽しむ」力を育む．経管栄養であってもおいしい食事による栄養投与は，こどもと家族の心を癒し"喜び"をもたらす．これらの支援は，いずれも多領域にわたる多職種の専門的な支援を必要とする．

　2023 年 11 月 11 日に開催された第 44 回日本臨床栄養協会総会（会長：西本裕紀子）において，「"食"を制するは喜びに通ず」を大会テーマに盛り込み，医療的ケア児支援法の制定に尽力された野田聖子議員に「医療的ケア児の母として」という特別講演をしていただき，それを受けた，パネルディスカッション「医療的ケアが必要な児の栄養管理」において，栄養管理の最善化に向けた議論が高まった．医療的ケア児とその家族のサポートには多職種がかかわり成長発達と Wellbeing を目指す．適切な栄養管理は重要なサポートであるが，今まで栄養支援に焦点を当てた包括的な書籍はほとんどない．本書は，多くの医療的ケア児とご家族に適切な栄養支援を届けるために，一般社団法人日本臨床栄養協会と小児栄養分野推進合同協議会が協働し，多領域，多職種の専門の先生方にご執筆いただいた．

　医療的ケア児それぞれの個性を尊重し，「食を楽しむ」力を育み，"喜び"につなげる栄養支援は，医療的ケア児および家族が当たり前の生活を送るために必須のスキルと考える．本書が医療的ケア児にかかわる皆様に役立つ書籍となれば幸甚である．

2025 年 1 月

一般社団法人 日本臨床栄養協会 理事
小児栄養分野推進合同協議会 代表
（大阪母子医療センター臨床検査科）
位田　忍

一般社団法人 日本臨床栄養協会 副理事長
小児栄養分野推進合同協議会 副代表
（大阪母子医療センター栄養管理室）
西本裕紀子

目　　次

カラー口絵 ……………………………………………………………………………………… ii

巻頭言 ……………………………………………………………………………… 久保　明　vii

推薦文

　医療的ケア児支援法の発案メンバーであり，自らも医療的ケア児の母としての
　　立場から ……………………………………………………………………… 野田聖子　viii

　小児在宅医療に携わってきた立場から ………………………………………… 前田浩利　ix

序　文 ……………………………………………………………… 位田　忍・西本裕紀子　x

執筆者一覧 …………………………………………………………………………………… xiv

略語一覧 ……………………………………………………………………………………… xvi

A　医療的ケア児の概要

1　医療的ケアを必要とするこども ………………………………………… 位田　忍　2

2　医療的ケア児の食と栄養の課題 ……………………………………… 西本裕紀子　6

3　医療的ケア児にとっての栄養の意義 …………………………………… 土岐　彰　9

B　定型発達児

1　こどもの成長・発達と栄養 ……………………………… 石黒久美子・永田　智　14

2　こどもの摂食嚥下発達と食事・栄養

　　1　新生児期 ……………………………………………………………… 綾野理加　17

　　2　乳児期・離乳期 …………………………………………………… 野本たかと　21

　　3　幼児期以降 …………………………………………………………… 田村文誉　24

3　こどもの栄養管理の基本 ………………………………………………… 高増哲也　27

C　医療的ケア児の栄養管理

1　医療的ケア児の栄養評価 ………………………………………………… 前川貴伸　32

2　栄養補給量

　　1　エネルギー量について ……………………………………………… 藤谷朝実　37

　　2　エネルギー産生栄養素バランス …………………………………… 藤谷朝実　41

xi

3 栄養補給ルートの選択・摂食嚥下障害のあるこどもの栄養経路 ——— 土岐　彰　45

4 栄養補給方法

　1 経腸栄養剤・特殊ミルク ——————————————————— 藤本浩毅　49

　2 ミキサー食 ——————————————————————————— 西本裕紀子　52

　3 形状調整食 ——————————————————————————— 淺野一恵　57

D 医療的ケア児の栄養管理各論

1 栄養障害

　1 たんぱく質・エネルギー低栄養状態 ——————————————— 清水義之　62

　2 微量栄養素 ——————————————————————————— 児玉浩子　66

2 医療的ケア児の内科的消化器症状 ——————————————— 瀧谷公隆　71

3 医療的ケア児の外科治療と栄養

　1 静脈栄養について ———————————————————————— 土岐　彰　75

　2 経管栄養について ———————————————————————— 土岐　彰　79

　3 胃食道逆流について ——————————————————————— 小野　滋　83

　4 気管切開について ———————————————————————— 福本弘二　86

4 在宅人工呼吸療法（HMV）における栄養管理について ————— 錦戸知喜　89

5 てんかんをもつこどもの栄養管理 ——————————————— 奥村彰久　93

6 食物アレルギー ———————————————————————— 高増哲也　96

E 医療的ケア児にかかわる多職種からのレポート

1 栄養管理実践　新生児科医レポート

消化管術後に新生児・乳児食物蛋白誘発胃腸症と微量栄養素欠乏をきたした
超早産児例 ———————————————————————————— 東海林宏道　100

2 栄養管理実践　病院管理栄養士レポート

　1 離乳食のミキサー食開始と学童期までのフォローアップ ————— 田中紀子　102

　2 医療的ケア児キャンプでのバイキング食を目標に胃瘻造設した 1 例 ——— 鈴木恭子　104

　3 ベースライス法ミキサー食導入後，栄養不良が改善し普通食の経口摂取を
　　　獲得できた A 型食道閉鎖の男児 ————————————————— 伊藤真緒　106

3 栄養管理実践　在宅訪問管理栄養士レポート

経口摂取禁止で退院した医療的ケア児に対する発達に合わせた
栄養摂取方法の提案 ——————————————————————— 辻本若菜　109

4 栄養管理実践　学校教諭レポート
誤嚥のある生徒の安全な経口摂取に向けて―多職種で連携した取組み
.... 李　容司　112

5 栄養管理実践　在宅訪問看護師レポート
経口摂取がすすまない医療的ケア児への，KTBC を用いた食べるケアと
栄養管理 .... 金　志純　115

6 在宅医療　薬剤師レポート
医療的ケア児の在宅療養に対する薬局の役割 .... 山本新一郎　118

F　医療的ケア児の生活を支援するために

1 医療的ケア児支援法について .... 新宅治夫　122
2 医療的ケア児等コーディネーターの役割 .... 遠山裕湖　126
3 移行期医療と成人移行支援 .... 位田　忍　129
4 災害時の対応―栄養学的視点からの支援と準備 .... 鳥井隆志　133
5 医療的ケア児を支えるための体制づくりに向けて .... 塚田定信　136
6 医療的ケア児を支える視点―多職種連携 .... 高増哲也　139

索　引 142

Column

● こどものサルコペニアをどう評価するか .... 井上達朗　20
● 重症児デイサービスでの食育の実際 .... 大髙美和　30
● 新規格・旧規格経腸栄養製品の賢い使いわけマニュアル .... 奈倉道明　36
● 医療的ケア児の調剤をはじめとした新たな取り組みについて .... 飯田祥男　40
● 医療的ケア児の口腔衛生環境の評価と栄養について .... 田中　恵　44
● 医療的ケア児とビタミン D .... 佐藤陽太　70
● 新規格の経腸栄養デバイスを使ううえでの工夫 .... 倉田なおみ　85
● 医療的ケア児の栄養にかかわる薬剤 .... 加藤千枝子　111
● 医療的ケア児の腸内細菌叢 .... 永江彰子　125
● 未来を見据えた医療的ケア児の栄養・摂食支援 .... 藤井葉子　132

執筆者一覧

■監修

一般社団法人 日本臨床栄養協会

■編集

小児栄養分野推進合同協議会

■編集委員 (50音順・肩書略)

位田　忍	大阪母子医療センター臨床検査科
高増哲也	神奈川県立こども医療センター地域保健推進部
土岐　彰	戸塚共立第2病院小児外科
西本裕紀子	大阪母子医療センター栄養管理室
藤谷朝実	済生会横浜市東部病院栄養部

■執筆 (50音順・肩書略)

淺野一恵	重症心身障害児者施設つばさ静岡
綾野理加	昭和大学歯学部小児成育歯科学講座
飯田祥男	コロポックル薬局
石黒久美子	東京女子医科大学小児科
位田　忍	大阪母子医療センター臨床検査科
伊藤真緒	大阪母子医療センター栄養管理室
井上達朗	新潟医療福祉大学リハビリテーション学部理学療法学科
大髙美和	特定非営利活動法人ゆめのめ
奥村彰久	愛知医科大学医学部小児科
小野　滋	京都府立医科大学大学院小児外科学
加藤千枝子	神奈川県立こども医療センター薬剤科
金　志純	CAF MOG（きゃふもぐ）
倉田なおみ	昭和大学薬学部臨床薬学講座臨床栄養代謝学部門
児玉浩子	帝京平成大学栄養・発育研究講座
佐藤陽太	岩手県立療育センター小児科
清水義之	大阪母子医療センター集中治療科
東海林宏道	順天堂大学医学部小児科学講座
新宅治夫	大阪公立大学大学院医学研究科地域周産期新生児医療人材育成寄附講座

鈴木恭子	静岡県立こども病院栄養管理室
高増哲也	神奈川県立こども医療センター地域保健推進部
瀧谷公隆	大阪医科薬科大学医学教育センター
田中紀子	神奈川県立こども医療センター栄養管理科
田中　恵	愛知県医療療育総合センター中央病院歯科部
田村文誉	日本歯科大学附属病院口腔リハビリテーション科
塚田定信	大阪母子医療センター
辻本若菜	医療法人メディエフ寺嶋歯科医院
遠山裕湖	宮城県医療的ケア児等相談支援センターちるふぁ
土岐　彰	戸塚共立第2病院小児外科
鳥井隆志	兵庫県立尼崎総合医療センター栄養管理部
永江彰子	びわこ学園医療福祉センター草津
永田　智	東京女子医科大学小児科
奈倉道明	埼玉医科大学総合医療センター小児科
錦戸知喜	大阪母子医療センター呼吸器・アレルギー科
西本裕紀子	大阪母子医療センター栄養管理室
野本たかと	日本大学松戸歯学部障害者歯科学講座
福本弘二	静岡県立こども病院小児外科
藤井葉子	医療法人社団湧泉会ひまわり歯科
藤谷朝実	済生会横浜市東部病院栄養部
藤本浩毅	大阪公立大学医学部附属病院栄養部
前川貴伸	国立成育医療研究センター総合診療部総合診療科
山本新一郎	ダイドー薬品株式会社
李　容司	大阪府立箕面支援学校

略語一覧

略語	欧文	和文
AC	arm circumference	上腕周囲長
ADL	activities of daily living	日常生活動作
ALB	Albumin	アルブミン
AMC	arm muscle circumference	上腕筋囲
BIA	bioelectrical impedance analysis	生体インピーダンス法
BMI	body mass index	ボディマス指数
BMR	basal metabolic rate	基礎代謝量
BUN	blood urea nitrogen	尿素窒素
CRBSI	catheter-related blood stream infection	カテーテル関連血流感染
CRP	C-reactive protein	C反応性蛋白
CVC	central venous catheter	中心静脈カテーテル
DXA	dual energy X-ray absorptiometry	二重エネルギーX線吸収法
EGF	epidermal growth factor	上皮成長因子
EN	enteral nutrition	経腸栄養
GABA	γ-aminobutyric acid	γ-アミノ酪酸
GER	gastroesophageal reflux	胃食道逆流
GERD	gastroesophageal reflux disease	胃食道逆流症
GLUT-1	glucose transporter type 1	グルコーストランスポーター1
Hb	hemoglobin	ヘモグロビン
HMV	home mechanical ventilation	在宅人工呼吸療法
IBD	inflammatory bowel disease	炎症性腸疾患
ICT	information and communication technology	情報通信技術
IgA	immunoglobulin A	免疫グロブリンA
IGF	insulin-like growth factors	インスリン様成長因子
ISO	international organization for standardization	国際標準化機構
KTBC	―	口から食べるバランスチャート
LES	lower esophageal sphincter	下部食道括約筋機構
MUAC	mid-upper arm circumference	上腕中央周囲径
NICU	neonatal intensive care unit	新生児特定集中治療室
NPC/N 比	non-protein calorie/nitrogen	非蛋白熱量/窒素比
NPPV	noninvasive positive pressure ventilation	非侵襲的人工呼吸
PEM	protein energy malnutrition	たんぱく質・エネルギー低栄養状態
PICC	peripherally inserted central catheter	末梢留置型中心静脈カテーテル
PICU	pediatric intensive care unit	小児集中治療室
PN	parenteral nutrition	静脈栄養
PPN	peripheral parenteral nutrition	末梢静脈栄養
PTEG	percutaneous trans-esophageal gastro-tubing	経皮経食道胃管挿入術
QOL	quality of life	生活の質
REE	resting energy expenditure	安静時エネルギー消費量
ROM	range of motion	関節可動域
ST	Speech-Language-Hearing Therapist	言語聴覚士
TPN	total parenteral nutrition	中心静脈栄養(完全静脈栄養)
TPPV	tracheostomy positive pressure ventilation	侵襲的人工呼吸
TSF	triceps skinfold thickness	上腕三頭筋皮下脂肪厚
UD	universal design	ユニバーサルデザイン

A

医療的ケア児の概要

A　医療的ケア児の概要

1　医療的ケアを必要とするこども

Point

▶ 医療的ケアは，日常的に必要な医療的な生活援助行為である.

▶ 医療的ケア児は，在宅医療により社会・学校生活が可能となった.

▶ 栄養支援は，医療的ケア児の大切な支援の1つである.

医療的ケア・医療的ケア児について

　医療的ケア児及びその家族に対する支援に関する法律(令和3年6月18日公布・同年9月18日施行)の第二条に定められた「医療的ケア」とは，人工呼吸器による呼吸管理，喀痰吸引，気管切開の管理，鼻咽頭エアウェイの管理，酸素療法，ネブライザーの管理，経管栄養，中心静脈カテーテルの管理，皮下注射，血糖測定，継続的な透析，導尿等の日常生活に必要な医療的な生活援助行為を指し，治療行為としての医療行為とは区別している．またこの法律において「医療的ケア児」とは，日常生活及び社会生活を営むために恒常的に医療的ケアを受けることが不可欠である児童〔18歳未満の者及び18歳以上の者であって高等学校等(学校教育法に規定する高等学校，中等教育学校の後期課程及び特別支援学校の高等部をいう)に在籍するものをいう〕である．全国の医療的ケア児(在宅)は，約2万人(推計)で毎年増加傾向であるが，特に4歳以下の人工呼吸器による呼吸管理の症例が増えている．

医療的ケア児と在宅医療とその特徴

　小児在宅医療の対象患者の特徴は①医療依存度が高い，②複数の医療デバイスを使用していることが多い，③呼吸管理は気道管理が重要(気管切開など)，④成長に従って病態が変化し，側弯の進行や嚥下障害など二次障害が生じる，⑤本人とのコミュニケーションが困難なことが多く，異常であることの判断が難しい，⑥24時間介助者が必要で独居では生存不可能など重症例が多い，⑦成長発達のための支援が必要，である．在宅医療により医療的ケア児の世界が広がる．病院での急性期間は生命の安全を目指す医療が優先されるが，状態が安定し，病院から出て在宅医療に移ることができると，家で保護者やきょうだいと暮らし，学校で学び，遊び，出会いといった地域での当たり前の生活が可能になり成長発達を目指すことができるようになる(**図1**)[1]．しかし，福祉サービスを受けられる年齢が2歳以降であったり，医療的ケア・介護は「家族任せ」になっている状況が続いていた．

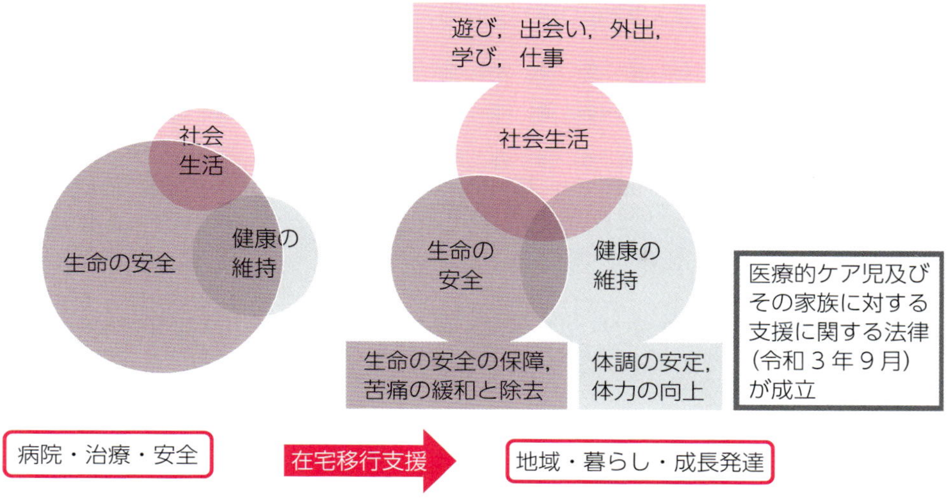

図1 在宅医療で医療的ケアが必要なこどもたちの世界が広がる

〔大阪府 高度専門5病院における小児在宅移行支援体制整備事業：大阪発〜こないするねん！小児在宅医療移行支援. https://www.pref.osaka.lg.jp/documents/4781/shounizaitakuikousien.pdf#:~:text=%E9%AB%98%E5%BA%A6%E5%B0%82%E9%96%805%E7%97%85%E9%99%A2%E3%81%AB%E3%81%8A%E3%81%91（アクセス日：2024年9月29日）より改変〕

「医療的ケア児及びその家族に対する支援に関する法律（医療的ケア児支援法）」

　厚生労働科学研究田村・前田班での検討から新医療的ケア判定スコアが作成された（**表1**）[2]. それを踏まえて超党派による永田町子ども未来会議での検討を経て医療的ケア児支援法が成立した. 新判定スコアでは, 医療的ケアの負担度は「ケア量」と「リスク度」の増加トラブルを加味して介護者の負担を評価する. 動くことによって医療的ケアに多くの時間や手間のかかるもの, 動くことによって医療的ケア児の命にかかわるリスクが増加するものなどを評価する. 経腸栄養（enteral nutrition：EN）の負担度を**図2**[3]に示すが, 経管栄養の負担度は大きいことがわかる. **表2**[3]は15人の患者の自宅でのケアをしない実際の時間である. ケアを行っていない時間はわずか30分から2時間程度しかない. これらの研究結果を踏まえて新しい判定スコア（**表1**）[2]が作られた.

　そして「医療的ケア児」を法律上できちんと定義し, 国や地方自治体が医療的ケア児の支援を行う責務を負うことを日本で初めて明文化した法律である医療的ケア児支援法ができた（詳細は **F-1 医療的ケア児支援法について**, **F-2 医療的ケア児等コーディネーターの役割**を参照）. この法律の施行により, 今までの「家族任せ」であった医療的ケア児（者）の生活環境が大きく変わろうとしている.

今後の課題

　本人および家族の生活支援やQOLの向上を考えるとき, 栄養療法・食事は重要な役割を担うが, 地域ケアシステムの中に地区栄養士会など食の専門家の参入はできていない. 今後の課題である.

表1 医療的ケア及び医療的ケアスコアについて

医療的ケア（診療の補助行為）		基本スコア		基本スコア	見守りスコア		
		日中	夜間		高	中	低
1　人工呼吸器（鼻マスク式補助換気法，ハイフローセラピー，間歇的陽圧吸入法，排痰補助装置，高頻度胸壁振動装置を含む）の管理 注）人工呼吸器及び括弧内の装置等のうち，いずれか1つに該当する場合にカウントする.			□	10点	2	1	0
2　気管切開の管理 注）人工呼吸器と気管切開の両方を持つ場合は，気管切開の見守りスコアを加点しない.（人工呼吸器10点＋人工呼吸器見守り○点＋気管切開8点）			□	8点	2		0
3　鼻咽頭エアウェイの管理			□	5点		1	0
4　酸素療法		□	□	8点		1	0
5　吸引（口鼻腔・気管内吸引）			□	8点		1	0
6　ネブライザーの管理		□	□	3点			
7　経管栄養	(1) 経鼻胃管，胃瘻，経鼻腸管，経胃瘻腸管，腸瘻，食道瘻		□	8点	2		0
	(2) 持続経管注入ポンプ使用		□	3点		1	0
8　中心静脈カテーテルの管理（中心静脈栄養，肺高血圧症治療薬，麻薬など）			□	8点	2		0
9　皮下注射理 注）いずれか1つを選択	(1) 皮下注射（インスリン，麻薬など）	□	□	5点		1	0
	(2) 持続皮下注射ポンプ使用	□	□	3点		1	0
10　血糖測定（持続血糖測定器による血糖測定を含む） 注）インスリン持続皮下注射ポンプと持続血糖測定器とが連動している場合は，血糖測定の項目を加点しない.		□	□	3点		1	0
11　継続的な透析（血液透析，腹膜透析を含む）			□	8点	2		0
12　導尿 注）いずれか1つを選択	(1) 利用時間中の間欠的導尿	□	□	5点			
	(2) 持続的導尿（尿道留置カテーテル，膀胱瘻，腎瘻，尿路ストーマ）	□	□	3点		1	0
13　排便管理 注）いずれか1つを選択	(1) 消化管ストーマ	□	□	5点		1	0
	(2) 摘便，洗腸	□	□	5点			
	(3) 浣腸	□	□	3点			
14　痙攣時の 座薬挿入，吸引，酸素投与，迷走神経刺激装置の作動等の処置 注）医師から発作時の対応として上記処置の指示があり，過去概ね1年以内に発作の既往がある場合			□	3点	2		0

14項目の基本スコアと見守りスコアの合計が医療的ケアスコアとなる. 見守りスコアの基準は文献を参照.

［厚生労働省：医療的ケア及び医療的ケアスコアについて．https://www.mhlw.go.jp/content/000818918.pdf（アクセス日：2024年9月29日）より抜粋］

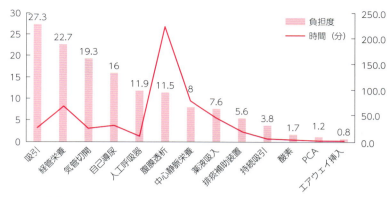

図2 医療的ケアに要する負担度と時間

経管栄養は負担度で吸引に続き2位．要する時間は腹膜透析，中心静脈栄養に続いて3位．

[前田浩利，ほか：障害福祉サービス等報酬における医療的ケア児の判定基準確立のための研究(2)医療的ケア児者の運動機能向上による介護者の日常生活およびケア（特に経管栄養）の負担．日医師会誌 2021；149：2003-2006．]

表2 ケアなしコマ数の最大空き間隔

ケース No.	医療的ケアを行っていない最大空き時間 コマ数（1コマ5分）	時間	撮影時間帯
1	9	45分	5：00〜23：30
2	12	1時間00分	5：00〜23：30
3	6	30分	7：30〜23：30
4	12	1時間00分	6：00〜 0：30
5	5	25分	16：00〜 1：30
6	15	1時間15分	7：00〜 0：00
7	25	2時間05分	7：00〜 0：00
8	9	45分	8：30〜17：30
9	18	1時間30分	11：10〜18：45
10	14	1時間10分	15：30〜20：35
11	26	2時間10分	9：30〜17：05
12	33	2時間45分	17：20〜22：35
13	12	1時間00分	9：00〜19：05
14	12	1時間00分	10：30〜14：30　16：00〜17：30
15	15	1時間15分	8：30〜17：30

[前田浩利，ほか：障害福祉サービス等報酬における医療的ケア児の判定基準確立のための研究(2)医療的ケア児者の運動機能向上による介護者の日常生活およびケア（特に経管栄養）の負担．日医師会誌 2021；149：2003-2006．]

❖ 文献

1) 大阪府　高度専門5病院における小児在宅移行支援体制整備事業：大阪発〜こないするねん！　小児在宅医療移行支援．https://www.pref.osaka.lg.jp/documents/4781/shounizaitakuikousien.pdf#:~:text=%E9%AB%98%E5%BA%A6%E5%B0%82%E9%96%80%E7%97%85%E9%99%A2%E3%81%AB%E3%81%8A%E3%81%91（アクセス日：2024年9月29日）
2) 厚生労働省：医療的ケア及び医療的ケアスコアについて．https://www.mhlw.go.jp/content/000818918.pdf（アクセス日：2024年9月29日）
3) 前田浩利，ほか：障害福祉サービス等報酬における医療的ケア児の判定基準確立のための研究(2)医療的ケア児者の運動機能向上による介護者の日常生活およびケア（特に経管栄養）の負担．日医師会誌 2021；149：2003-2006．

❖ 参考文献

・医療的ケア児及びその家族に対する支援に関する法律（令和3年6月18日公布・同年9月18日施行）
・田村正徳，ほか　厚生労働科学研究費補助金障害者政策総合研究事業：医療的ケア児に対する実態調査と医療・福祉・保健・教育等の連携促進に関する研究．https://mhlw-grants.niph.go.jp/project/27264（アクセス日：2024年9月29日）

（位田　忍）

A 医療的ケア児の概要

2 医療的ケア児の食と栄養の課題

Point
▶ 医療的ケア児の摂食嚥下機能の問題は多様であり成長発達に伴い変化する．
▶ 定期的な栄養評価による栄養ケアを多職種で継続的に行っていくことが大切である．
▶ 医療的ケア児と家族が一緒に食事を楽しむことができるように支援する．

医療的ケア児の摂食嚥下障害

　医療的ケア児が受けているケアは，「経管栄養（経鼻・胃瘻・腸瘻）」が74.4％で最も多く，次いで，「吸引（気管内，口腔・鼻腔内）」(69.0％)，「気管内挿管，気管切開」(41.8％)，「ネブライザー」(40.1％)である[1]．この数値からも，医療的ケア児は摂食嚥下機能や呼吸機能に何らかの問題を抱えていることがわかる．

　こどもの摂食嚥下障害は図1に示すように，機能的な問題と心理・行動的な問題が絡み合って，経口だけでは必要な栄養を摂取できないために医療的ケア（経管栄養）が必要となる．機能

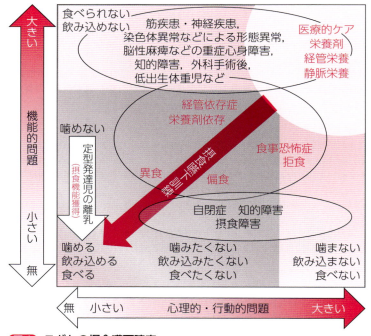

図1 こどもの摂食嚥下障害

的障害の原因となる疾患は多様であり，①未熟性(低出生体重児，早産児)，②解剖学的な構造異常(口唇口蓋裂，巨舌，小顎症，喉頭軟化症，食道閉鎖症など)，③神経系または筋系の障害(脳性麻痺，染色体異常，低酸素性虚血性脳症，ミトコンドリア脳筋症，脊髄空洞症，筋ジストロフィーなど)，④咽頭・食道機能障害，⑤全身の疾患(感染症，心疾患，呼吸器疾患など)がある．自閉スペクトラム症や知的障害のあるこどもは器質的な問題がなくても，心理・行動的な問題から摂食嚥下機能の獲得が遅延して支援が必要となる[2,3]．また，前述の②解剖学的な構造異常のこどもでは，外科治療によって器質的な問題が改善された後でも，経管栄養依存症，食事拒否などの心理的な問題が生じて摂食嚥下訓練に難渋し，経管栄養を継続するケースもある．

　機能的障害によって医療的ケアが必要となるこどもの多くは出生後早期から救命を最優先とした医療処置を受けている．その時期は定型発達のこどもが哺乳から離乳食を経て段階的な経験を積むことで摂食機能を獲得していく発達のタイミングと重なる．また，栄養的には，乳児発育に必要な栄養素や感染防御物質を含有した母乳やそれに代わる育児用ミルクを中心とする時期から，離乳食によって乳汁以外のたんぱく質をはじめ様々な食材を摂取していくことで乳汁だけでは足りない栄養素を補給しながら消化管機能が発達し，腸内細菌叢の多様性も増加していく時期と重なっている．医療的ケア児の摂食嚥下機能の獲得に向けた摂食訓練や，成長発達のための栄養評価および栄養ケアの開始は，病態が安定し生活環境が整ってからとなり，遅延してしまうことが少なくない．

栄養的課題

　課題はおもに3点である．まず医療的ケア児は，適正体重が個別に異なり必要栄養量の算出が容易ではない．栄養補給量，栄養ルート〔経口摂取，経管栄養，静脈栄養(parenteral nutrition：PN)〕と摂取栄養内容，栄養摂取タイミングを計画，実施していくために，摂食嚥下機能と呼吸機能，消化管機能，筋緊張といった変化する病態の評価と，継続的なモニタリングによって成長発達を個別に評価していくことが重要である(C 医療的ケア児の栄養管理参照)．

　2点目に易感染性，意欲低下，嘔吐，湿疹などの症状と栄養との関連を見逃されやすい．必要エネルギー量が少ない場合には，たんぱく質，多量ミネラル，電解質の不足が生じやすい．また，単一の栄養剤投与になると，含有量の少ない栄養素欠乏のリスクがあり，定期的な栄養評価を行い，早期の対応が大切である(D-1 栄養障害参照)．

　3点目に栄養ケアが単なる栄養投与作業となれば，介護者と医療的ケア児にとっては負担感が増大してしまう．経管注入であっても，「栄養」と「楽しみ」のある食事タイムとなるように，栄養ケアの計画，実施においては，病態の評価だけでなく，医療的ケア児の通園・通学・リハビリテーションや，介護する家族の生活にも十分に配慮することが大切である．

医療的ケア児の食と栄養の支援

　医療的ケア児の食と栄養の支援の基本は図2に示すように，①原疾患の医療を継続，②栄養評価・栄養ケアによる成長・発達の支援，③摂食嚥下機能の評価と摂食指導，④家族と一緒に食事(経管栄養も含む)を楽しむための支援である．医療的ケア児は成長発達期にあり，摂食嚥

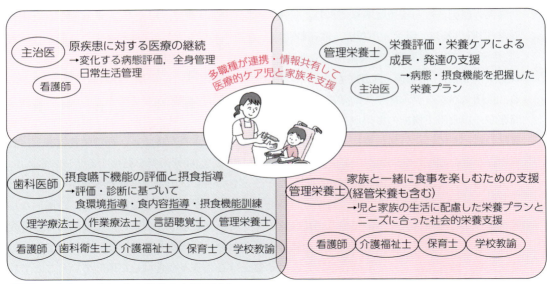

図2 医療的ケア児の食と栄養の支援の基本

下障害の程度や症状の経過は固定されているものではなく，治療や発達に伴い常に変化し続ける．機能的障害，知的障害など多様な障害や誤学習により，定型発達児と同様の摂食機能（食物を見て食べようとする→捕食・咀嚼→嚥下する）の獲得は困難であっても，数年単位の時間をかけて個々の特性に応じた方法で「食べる」機能を獲得するこどももある．また，器質的に障害が重度で経口での摂食機能獲得が困難なケースや，食事を経口で食べられていたこどもが，増齢に伴う頭頸部の形態変化に伴い嚥下機能が悪化したり，体幹の変形によって消化管の通過障害をきたして摂食が困難になるケースもある．個々の多様な病態の変化や摂食嚥下機能の状況を把握したうえで栄養評価を行い（C-1 医療的ケア児の栄養評価参照），さらに，その時々の家族を含めた生活スタイルに合わせた栄養プランを提案していくことが大切である．そのためには，在宅へ移行する前のできるだけ早い段階から管理栄養士も介入し，多職種が連携してこどもと家族に関わり，情報共有しながら食と栄養の支援を継続していくことが求められる．

❖ 文献

1) 三菱UFJリサーチ＆コンサルティング 厚生労働省令和元年度障害者総合福祉推進事業：医療的ケア児者とその家族の生活実態調査報告書．https://www.murc.jp/wp-content/uploads/2020/05/koukai_200520_1_1.pdf：24（アクセス日：2024年12月3日）
2) 田角 勝：小児の摂食嚥下障害のさまざまな基礎疾患．田角 勝，ほか（編著）：小児の摂食嚥下リハビリテーション．第2版，医歯薬出版，2014：60-63．
3) 向井美惠：疾病のある小児の摂食・嚥下機能の発達．田角 勝，ほか（編著）：小児の摂食・嚥下リハビリテーション．第1版，医歯薬出版，2006：74-77．

（西本裕紀子）

A 医療的ケア児の概要

医療的ケア児にとっての栄養の意義

Point

▶ 栄養の機能第1はエネルギー必要量を提供することであり，おもに炭水化物（糖質）と脂質が関与する．
▶ 栄養の機能第2は身体の構成，機能を促進，維持することであり，おもに蛋白質が関与する．
▶ 栄養の機能第3は生体機能維持に不可欠な身体を調整することであり，おもに電解質，ビタミンおよび微量元素が関与する．

　医療的ケア児に限らず，こどもは常に成長，発達状態にあり，必要な栄養素を適正に摂取する必要がある．また，こどもの成長段階において，適正な栄養素の内容および摂取量にこどもの特性があり，これらを十分に理解する必要がある．

　栄養の機能は大まかに3つに分けることができる．第一はエネルギー必要量を提供することであり，おもに炭水化物（糖質）と脂質が関与する．第二は身体の構成，機能を促進，維持することであり，おもに蛋白質が関与する．第三は生体機能維持に不可欠な体を調整することであり，おもに電解質，微量元素およびビタミンが関与する．最近注目されているセレンもこれに属する．

栄養の機能1（エネルギー必要量）

　最初に考えなければならない要素として，エネルギー必要量があげられる．一般的な内容は5年ごとに改定されている日本人小児栄養所要量に記載されている．医療的ケア児に対する適正なエネルギー必要量はどのように考えられているのか．

1. エネルギー必要量測定方法

a. 湯川による方法（表1）[1]

　こどもに対する1日エネルギー所要量は体表面積を用いた基礎代謝量から算出される．重症心身障害児への投与熱量は基礎代謝基準値を健常児の85％とすることが一般的であり，児の運動量は生活活動指数で調整されている．

　生活活動指数は歩行，座位移動可，ベッド上座位，寝たきりの4段階の生活活動に分けられる．一方，児のなかには不随意運動やけいれんも含めた運動の活発な場合や骨格筋を全く動かせない場合も存在する．したがってエネルギー必要量は大幅に変更する必要がある．

b. 竹下らの方法（表2）[2]

　エネルギー必要量を体表面積や生活活動指数から算出するのではなく，身体組成，特に上腕

表1 1日エネルギー所要量

$$A=10/9\times B\times(1+X+Y)$$
$$B=C\times D\times0.85\times24$$

A：1日エネルギー所要量(kcal/日)
B：1日基礎代謝量(kcal/日)
C：体表面積あたり基礎代謝基準値(kcal/m²/時間)
D：体表面積(m²)
X：生活活動指数
Y：体重増加指数

生活活動	活動指数
歩行可	0.18
座位移動可	0.13
ベッド上座位	0.08
寝たきり	0.05

Y：体重増加指数	
1歳未満	0.08
2～4歳	0.02
15～19歳	0.01
20歳以上	0.00

重症心身障害児の場合は基礎代謝基準値(C)を85％とするのが慣習となっている.

〔湯川幸一, ほか：重症心身障害児の基礎代謝量とエネルギー所要量の検討. 日公衛誌 1988；35：541-548 より改変〕

表2 上腕筋面積と摂取エネルギー量

$$Y=27X+550（男子）$$
$$Y=24X+590（女子）$$

Y：栄養摂取量(kcal/日)
X：上腕筋面積(cm²)

TSFとACから算出した上腕筋面積と摂取エネルギー量に正の相関を認めた.

〔竹下生子, ほか：重症心身障害児(者)の給与栄養量の検討 栄養学的コンパートメントについて. 臨栄 1994；84：293-297 より改変〕

三頭筋面積から算出する方法である. これは, 体重増減の安定した重症心身障害児の上腕三頭筋部皮下脂肪厚(triceps skinfold thickness：TSF)と上腕周囲長(arm circumference：AC)から算出した上腕三頭筋面積と摂取エネルギー量に正の相関を認めたことが根拠となっている.

c. 間接カロリーメトリーによる測定(**図1**)[3]

こどもの障害程度により運動量の違いが大きく, 消費エネルギー量も大きく異なっていることから, 実際に個々の消費エネルギー量を間接カロリーメトリーにより測定した報告がある. この値と湯川による方法および竹下らの方法で得られた値とを比較すると, こどもの障害程度による運動量の差が大きく, 消費エネルギー量もかなりのばらつきがあることがわかる.

乳幼児の脳の体重に対する臓器重量割合は10％程度と高く, 基礎代謝量に占める脳の消費エネルギー量は40％にもおよぶといわれている. また, 高度の中枢神経障害を受けたこどもの1日消費エネルギー量は基礎代謝量の平均30％ともいわれている. 体動のないこどもに対する投与エネルギー量を通常の85％とすると安静時代謝エネルギー量を大きく上まわり, 過剰投与による脂質代謝障害や脂肪肝, 糖代謝障害(糖尿病)の発症も懸念される.

2. エネルギー供給源

摂取(投与)エネルギー量が決定されるとそのエネルギー量を得るために3大栄養素が決められる. 医療的ケア児のエネルギー必要量は前述したように個々のこどもで大きく異なるため, ここでは健常児での一般的な考え方について記載する.

a. 炭水化物(糖質)

糖質のなかで最も安全で利用効率のよいものがグルコースである. そのためこどもでは糖質としてグルコースを用いることが多い. 一方, 新生児はグルコース代謝酵素であるG-6-Pase, UDPG, pyrophosphorylase, glycogen transglucosylase の活性が低く, 過量摂取により十分に代謝できなくなり, 高血糖などの害作用が生じる. また, 腎臓でのグルコースの排泄閾値が低く,

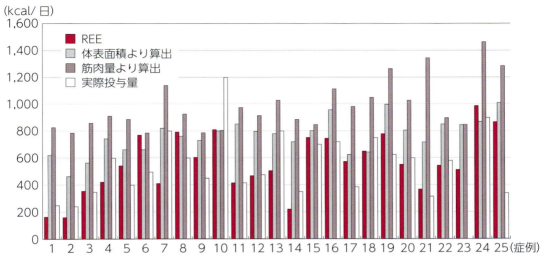

図1 1日栄養所要量
症例を年齢順に並べた．症例9から10歳以上となる．症例1，2，14は高度の中枢神経障害を有する．
〔タナカ早恵，ほか：障がい児への投与熱量の検討．小児外科 2011；43：909-911 より改変〕

膵β細胞の血糖値に対する反応も低下しているため，一定量以上のグルコースを処理することができない．

b．脂質

必須脂肪酸は脂質の中の多価不飽和脂肪酸（n-3系とn-6系）で，n-3系にはドコサヘキサエン酸（DHA），エイコサペンタエン酸（EPA），α-リノレン酸がある．これらは細胞膜やホルモンの構成成分として重要であり，特にこどもの脳細胞発育に大変重要である．もともと母乳にはそのエネルギー量の45～50％の脂質が含まれており，これを利用するために乳児の血清 lipoprotein lipase はあらかじめ年長児や成人よりも高値となっている．一般に，必須脂肪酸供給源として必要な脂質量は全エネルギー量の3～4％あれば十分であるが，エネルギー供給源としては全エネルギー量の15％以上が必要といわれている．

栄養の機能 2（蛋白質・アミノ酸）

体重 kg 当たりの1日蛋白合成量は低出生体重児 14.4 g/kg/日，乳児 6.1 g/kg/日，小児 5.0 g/kg/日，成人 3.0 g/kg/日で，幼若なほど蛋白合成はさかんである．一方，アミノ酸から蛋白を合成するためには安静時エネルギー消費量（resting enerygy expenditure：REE）の20％以上のエネルギー量が必要といわれている．したがって，アミノ酸を効率よく蛋白合成に向かわせるためには非蛋白熱量/窒素比（non protein calorie/nitrogen：NPC/N 比）が重要となる．成人の NPC/N 比は150～200が適正であるのに対し，小児は200～250といわれている．また，こどもはいくつかのアミノ酸代謝に関係する酵素の活性が低下している．例えば，phenylalanine hydroxylase, tyrosine transaminase, cystathionase の活性が低下しているため，代謝できなくなった phenylalanine, tyrosine, methionine が体内に蓄積し，脳障害や成長障害をまねく．

栄養の機能 3（電解質，ビタミンおよび微量元素）

1. 電解質

　こどもは基本的にすべての電解質を尿から排泄する．したがって，電解質必要量の推奨値は尿中排泄量から得られる．ただし，下痢，瘻孔，利尿薬，腎機能異常などによる電解質の異常喪失は考慮する必要がある．下痢を伴っていない限り摂取水分量はほとんどすべて吸収される．したがって水分必要量は経腸および静脈経路とも基本的には同じである．1日当たりの不感蒸泄量として約 40 mL/100 kcal，尿量として 60 mL/100 kcal の水分が喪失する．水分必要量は喪失水分量の補充量(40＋60)mL/100 kcal であり，エネルギー 1 kcal の消費につき水分必要量は 1 mL となる．

2. ビタミン

　ビタミンは生体内のいろいろな代謝の補酵素として不可欠であるが，明確な必要量は示されていない．ちなみに補酵素は酵素と一緒に働き，酵素の機能を開始または支援する物質である．ビタミンは水溶性 10 種類と脂溶性 4 種類に分類される．水溶性ビタミンは過剰投与を行っても尿中に排泄されるため蓄積しない．一方，脂溶性ビタミンは過剰投与により蓄積し，害作用が生じる．

3. 微量元素

　微量元素は，以下のように①あるいは②として定義されている．
①1 日の必要摂取量が 100 mg 以下で，生体内に含有する 1 mg/kg 以下の元素
②鉄を基準としてそれより少ない元素
　微量元素は全体で体組成の 0.02％しか存在しないが，生体の酵素機能や酸化還元機能に影響を与えている．

＊　　　　　＊　　　　　＊

　一般に，こどもの栄養は短期的には体重の変化，長期的には身長の変化で評価することができる．前述したように成長・発達はこどもの特徴であり，成人とは異なる生理と代謝の特性を理解したうえでこどもの栄養管理を行う必要がある．このことは医療的ケア児に対しても同様である．

❖ 文献

1) 湯川幸一，ほか：重症心身障害児の基礎代謝量とエネルギー所要量の検討．日公衛誌 1988；35：541-548.
2) 竹下生子，ほか：重症心身障害児(者)の給与栄養量の検討 栄養学的コンパートメントについて．臨栄 1994；84：293-297.
3) タナカ早恵，ほか：障がい児への投与熱量の検討．小児外科 2011；43：909-911.

❖ 参考文献

・濱口恵子，ほか：栄養の基礎知識．小児栄養学 子どもの発育と食事．第 9 版，弘学出版，2001：20-51.
・蛇口達造，ほか：静脈栄養管理上の小児の特殊性．土岐　彰，ほか(編集)：小児の静脈栄養マニュアル．メジカルビュー社，2013：8-13.

（土岐　彰）

B

定型発達児

B 定型発達児

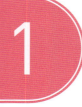

こどもの成長・発達と栄養

> **Point**
> ▶ 定型発達児と医療的ケア児，それぞれの栄養面で必要なサポートを把握することが重要である．
> ▶ 成長曲線は重要なツールであるが，正しい医療知識に基づいた解釈が必要とされる

定型発達児の成長・発達と栄養の重要性

1. 乳幼児期の栄養摂取方法と成長発達評価

　乳幼児期の栄養は，身体の成長だけでなく，脳の発達にも重要な役割を果たす[1]．定型発達児と医療的ケア児では，栄養摂取の方法や必要量が異なる場合があるが，いずれにおいても適切な栄養管理が不可欠である．定型発達児の場合，母乳栄養の割合は，2005年に比べて2015年は増加しているが，体重増加不良を認める場合には，最適な母乳育児ではない可能性を考える必要がある[2]．離乳食の開始時期は生後6か月頃が推奨され，1～1歳半で離乳を完了することが一般的である[1]．

　一方，医療的ケア児では，摂食・嚥下障害を有する場合が多く，適切な経腸栄養（EN）管理が必要なこどもが少なくない．

　成長・発達の評価においては，定型発達児の場合，身長・体重・頭囲増加や運動・知的発達などの指標が用いられる．医療的ケア児では，これらの指標に加えて，基礎疾患による影響を考慮した総合的な評価が必要となる．

2. 多職種連携による包括的栄養サポート

　QOLの向上と家族支援を含めた栄養サポートには，多職種連携が重要である．医師，看護師，管理栄養士，言語聴覚士（ST）などが協力して，個々のこどもの状況に応じた栄養管理計画を立案し，実行することが求められる．定期的なカンファレンスを開催し，成長・発達の評価，栄養状態の評価，摂食嚥下機能の評価などを総合的に行い，適切な栄養療法の選択や調整を行うことが望ましい[2]．

　栄養管理においては，医療者と家族の十分な話し合いのうえでの，栄養療法の選択が重要である．こどもの最善の利益を考慮し，医学的知識を家族に提供した上で，家族の価値観や希望も尊重した意思決定プロセスが求められる．

　定型発達児と医療的ケア児の栄養管理には共通点と相違点があるがいずれの場合も，個々のこどもの状況に応じた適切な栄養管理が，健やかな成長・発達を支える基盤となる．今後も，栄養学的知見の蓄積と，多職種連携による包括的なアプローチの発展が期待される．

頭囲曲線・成長曲線による成長の評価

1. 成長評価の重要性

こどもの成長を適切に評価することは，健康状態や発達の重要な指標である．特に，頭囲や身長，体重の成長曲線は，個々のこどもの成長パターンを視覚的に把握し，潜在的な健康問題を早期に発見するための有用なツールである．成長曲線は，世界保健機関（WHO）や各国の保健機関〔日本では0～6歳　乳幼児身体発育調査（厚生労働省），6～17歳：学校保健統計調査（文部科学省）〕が定めた標準値と比較することで，個々のこどもの成長が適切であるかを判断する基準となる．

2. 頭囲測定の意義

頭囲測定は，脳の成長を間接的に評価する簡便な方法として広く用いられている．新生児期から乳幼児期にかけて，頭囲は脳容積と高い相関を示すことが知られている．特に生後2年間は脳の急速な成長期であり，この時期の頭囲成長は重要である．

身長と頭囲は，体重とのバランスも重要であり，摂取エネルギー量が不足すると，体重→身長→頭囲の順に，増加不良が出現する．

こどもに遺伝子異常などの器質的な疾患はないが，摂取エネルギーが不足している場合の成長曲線の代表例を図1Aに示す．こどものエネルギー代謝機構は適正で，一定のエネルギーが，頭囲の成長を優先して消費されているため，体重や身長の増加が不良となる．一方，こどもに遺伝子異常などの器質的な疾患がある場合は，こどもの中枢神経発達は，器質的異常により拘束されており，摂取エネルギーが適正であっても，頭囲や身長の成長に寄与せず，体重増加のみ促進される（図1B）．摂取エネルギーが適正にもかかわらず体重増加不良が起こる場合は，先天性心疾患などによる慢性心不全，低身長も伴うようであればCrohn病などの消化吸収障害をそれぞれ疑う．

3. 成長曲線の解釈

成長曲線の解釈には，個々の測定値だけでなく，成長の軌跡を総合的に評価することが重要である．単一の測定値が基準値から外れていても，成長の軌跡が一定のパターンを保っている場合は，必ずしも問題とは限らない．一方，成長曲線が急激に変化したり，複数の指標（頭囲，身長，体重）が同時に低下したりする場合は，注意が必要である．また，遺伝的な要因や民族差も考慮に入れる必要がある．

4. 頭囲成長と発達の相関

頭囲成長と認知発達の関連性については，多くの研究が行われており，1歳までの頭囲成長が，その後の認知機能と関連を示す報告も見られる[3]．さらに，頭囲成長と認知発達の関係は，出生時の状態，栄養状態，社会経済的要因など，多くの交絡因子の影響を受け，低出生体重児や早産児では，頭囲成長と認知発達の関連がより顕著に現れる傾向がある．一方，正期産かつ適切な出生体重の健常児では，この関連性が弱くなる可能性が指摘されている．

頭囲成長は，中枢神経系の発育，つまり，脳の構造的変化を反映している[2]．脳画像研究では，頭囲成長と大脳皮質の表面積や灰白質容積との関連が報告されており，これらの構造的変化が認知機能の発達と関連していると示唆されている．

しかし，頭囲成長が認知発達に直接的な因果関係をもつかどうかは，まだ明確になっていな

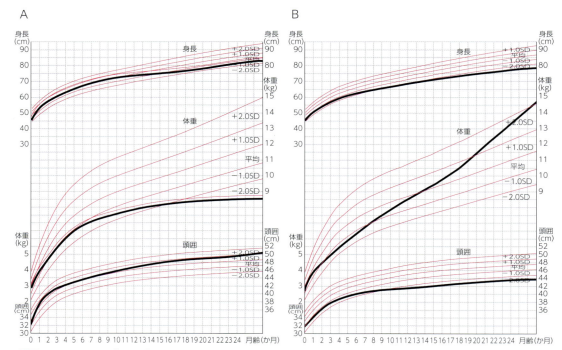

図1 摂取エネルギーと成長曲線
A：こどもに遺伝子異常などの器質的な疾患はないが，摂取エネルギーが不足している場合の成長曲線例．
B：こどもに遺伝子異常などの器質的な疾患があり，摂取エネルギーは充足している場合の成長曲線例．

い点もあり頭囲成長と認知発達の関連性を解釈する際には，基礎疾患，栄養状態，環境要因などの複雑な相互作用を考慮に入れる必要がある．

5. 成長評価の実践と限界

臨床現場では，定期的な身体計測と成長曲線の活用が推奨される．しかし，成長評価には限界があることも認識しておく必要がある．成長曲線は集団の平均値を基準としているため，個々のこどもの成長の多様性を完全に反映しているわけではない．

成長評価は，こどもの健康と発達を総合的に評価する1つの要素にすぎない．身体計測だけでなく，発達マイルストーン，栄養状態，環境要因，家族歴なども含めた包括的なアプローチが重要である．特に，発達の遅れが疑われる場合は，専門的な発達評価を行うことが望ましい．

成長評価は，こどもの健康管理における重要なツールであるが，その解釈には慎重さが求められる．医療者は，最新の知見を踏まえつつ，個々のこどもの状況に応じた適切な評価と支援を行うことが求められる．同時に，養育者に対しては，成長評価の意義と限界をわかりやすく説明し，こどもの健やかな成長を支援するパートナーとしての役割を果たすことが重要である．

❖ 文献

1) 児玉浩子：栄養．小児内科 2017；49：371-375．
2) 森丘千夏子：乳児の成長をみる（乳児健診）．小児診療 2023；86：1331-1337．
3) Gale CR, et al.：The influence of head growth in fetal life, infancy, and childhood on intelligence at the ages of 4 and 8 years. Pediatrics 2006：1486-1492．

（石黒久美子・永田　智）

B　定型発達児

2　こどもの摂食嚥下発達と食事・栄養

1　新生児期

Point

▶ 哺乳期の哺乳は原始反射によるものであり，原始反射が表出しなくなってくると反射的な吸啜から随意的な吸啜に変化してくる．

▶ 乳児期の喉頭の位置が高いことが，離乳初期に獲得し成人高齢期まで行っている下顎を閉じた成人嚥下と異なり，哺乳時に口腔内に乳首を介在したまま嚥下することができる理由である．

▶ 生後から乳児の口腔内の形態は発達変化し，離乳開始するにあたって離乳食を食べるための形態へと変化する．

哺乳に関連した反射の発達

　　定型発達児の場合，生まれた直後の栄養は，母乳もしくは人工乳を哺乳動作で摂取する．栄養摂取するための摂食機能の発達は，Humphrey によれば，胎生 8 週に口周囲を刺激すると刺激した側へ頭部体幹が屈曲するということから始まる．胎生 12 週頃口を開ける，口唇を閉じる，嚥下するといった動作が発現し，哺乳動作をまかなう原始反射のうちの吸啜反射は，胎生 32 週くらいに発現するといわれている[1]．

哺乳に関する原始反射（表 1[2,3]，図 1[4]）

　　生後にみられる原始反射には哺乳にかかわる吸啜反射をはじめ，口角や頬を刺激するとその方向へ頭部を回転させる探索反射，口唇を刺激すると上下口唇を丸めて突き出すようにし乳首を捉えるように閉じる口唇反射などがある．文献によって異なるが，吸啜反射は生後 5〜6 か月頃から表出しなくなり，哺乳動作は吸啜反射による反射運動であった Suckling（反射的吸啜）から随意運動による Sucking（随意的吸啜）に変化してくる．その際舌の動きは前後から上下へ変わるが，その要因の 1 つは口唇閉鎖能力が強まることだと考えられている．哺乳期の乳児の口唇閉鎖能力は弱く，離乳期に口唇閉鎖能力は発達するもので，捕食や嚥下などの摂食機能発達に重要な役割を担っている．吸啜反射が表出しにくくなっていくことが，離乳食開始の 1 つのめやすにもなっている．

表1 反射的吸啜と随意的吸啜の特徴

特　徴	Suckling（反射的吸啜）	Sucking（随意的吸啜）
運動特徴	反射運動（吸啜反射）	随意運動
舌の運動方向	前後運動 水平方向	上下運動 垂直方向
口唇閉鎖	弱い	強い
出現時期	乳児期前半（0～6か月）	乳児期後半 小児，成人

〔Morris SE, et al.: Pre-feeding skills: a comprehensive resource for mealtime development. 2nd ed, Pro-Ed, 2000./ 尾本和彦：吸啜の2つのタイプ：Suckling と sucking. 金子芳洋（監修）：障害児者の摂食・嚥下リハビリテーション　その基礎と実践. 医歯薬出版，2005：14-16.〕

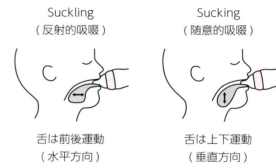

図1 反射的吸啜と随意的吸啜の舌の動きの違い
Suckling と Sucking の舌運動の違い.
〔Arvedson JC, et al.：Pediatric swallowing and feeding：assessment and management. Singular Pub Group, 1993 をもとに作成〕

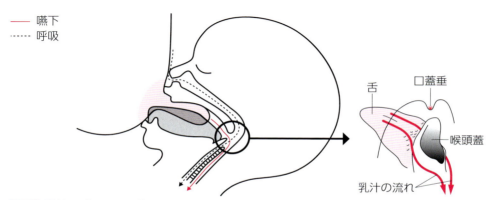

図2 乳汁はどのように飲むか
〔向井美惠：乳汁はどのように飲むの？. お母さんの疑問にこたえる　乳幼児の食べる機能の気付きと支援. 医歯薬出版，2013：48-50 をもとに作成〕

> **家族への対応**
> 臨床的に吸啜反射の表出が見られなくなってくる頃，哺乳がうまくいかなくなったと外来を訪れる養育者がいるが，こどもの様子を評価すると吸啜反射が表出しにくくなってきたため，反射的吸啜から随意的吸啜に変わってくるところなので，飲み方が変わってきたことによりうまく飲めなくなっていると考えられると答えることがある．

○ 乳汁はどのように飲むか（図2）[5]

　　乳児は，哺乳動作によって乳汁を摂取している．開口し，口腔内に乳房の先の乳首や哺乳ビンのゴム乳首を介在させ，誘発された吸啜反射で哺乳する．
　　口唇を乳房やゴム乳首に密着させ，舌尖を乳頸部や哺乳瓶ゴム乳首頸部に押しつけて舌で乳首を前から後ろへ波動様に乳首を圧迫と解放を繰り返し，舌根部が押し下げられると舌と口蓋

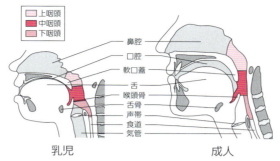

図3 哺乳期の喉頭の位置
乳児と成人の頭頸部矢状段の比較．成人は口蓋と喉頭が離れている．乳児は中咽頭が狭く軟口蓋と喉頭蓋が近い．
［田角 勝：口腔内の構造の発達を理解しよう．トータルケアで進める子どもの摂食嚥下サポートガイド．診断と治療社，2019，24-25 をもとに作成］

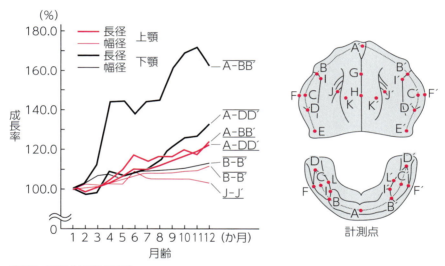

図4 口腔内形態の変化
乳児期の歯槽部の形態変化．
［湖城秀久：乳児の歯列の成長発育に関する研究：上，下顎歯槽部および口蓋部の三次元的計測．小児歯誌 1988；26：112-130.］

のあいだに空間が出来て陰圧が形成され，その陰圧によって乳首から乳汁が射出され嚥下する．

哺乳期の頭頸部と口腔内形態

　新生児は，喉頭蓋先端と軟口蓋先端が接するくらいの高さに喉頭が位置している（図3）[6]．成人同様に喉頭挙上し喉頭閉鎖して誤嚥を防ぐ仕組みがあるが，喉頭が高い位置にあることから喉頭挙上量は少なく，下顎を閉鎖しなくとも嚥下できる構造である．この構造が成人と異なり，開口し口腔内に乳首が介在されていても嚥下できる所以である．

　口腔内形態は，生後すぐから離乳期に入る5か月ごろまで下顎の歯槽堤が前方に1.5倍くらい大きくなる（図4）[7]．下顎前方部が広くなることで哺乳時には下唇上にあった舌尖が，口の

中に収まり，離乳初期食を食べるため食物を口腔内から咽頭へ移送し嚥下しやすくなる．

❖文献

1) Humphrey T：Some correlations between the appearance of human fetal reflexes and the development of the nervous system. Prog brain res 1964；4：93-135.
2) Morris SE, et al.: Pre-feeding skills: a comprehensive resource for mealtime development.2nd ed, Pro-Ed, 2000.
3) 尾本和彦：吸啜の2つのタイプ：Suckling と Sucking．金子芳洋(監修)：障害児者の摂食・嚥下リハビリテーション その基礎と実践．医歯薬出版，2005，14-16.
4) Arvedson JC, et al.：Pediatric swallowing and feeding：assessment and management. Singular Pub Group, 1993.
5) 向井美惠：乳汁はどのように飲むの？．お母さんの疑問にこたえる 乳幼児の食べる機能の気付きと支援．医歯薬出版，2013：48-50.
6) 田角　勝：口腔内の構造の発達を理解しよう．トータルケアで進める子どもの摂食嚥下サポートガイド．診断と治療社，2019，24-25.
7) 湖城秀久：乳児の歯列の成長発育に関する研究：上，下顎歯槽部および口蓋部の三次元的計測．小児歯誌 1988；26：112-130.

（綾野理加）

Column　こどものサルコペニアをどう評価するか

サルコペニアは，骨格筋量減少，筋力低下，身体機能低下を特徴とした高齢者の問題として認知されてきた．一方で，こどもにおいても，疾患による炎症性サイトカインやステロイド治療，栄養摂取量の減少，身体活動量の減少による骨格筋量減少や筋力低下が報告されており，これらは成人期の様々な健康障害のリスク因子となることが報告されている．

われわれは，こどものサルコペニアの診断基準や評価方法を整理するためのスコーピングレビューを行った(最終検索日2023年6月30日)[1]．その結果，健常小児を対象とした研究が5研究，がん8研究，肥満6研究，肝疾患11研究，腸疾患5研究，その他4研究(血友病など)を含む計56研究が包含された．ほとんどの研究が骨格筋量のみでサルコペニアを定義しており，骨格筋量評価にはCTやMRI，DXA，BIAがおもに使用されていた．骨格筋量の測定部位はL3～5の腸腰筋断面積が最も多く用いられており，カットオフ値は研究により異なっていた．CTやMRIは骨格筋量測定のゴールドスタンダードだが，放射線被曝やコスト面での課題がある．BIAは非侵襲的で簡便に使用できるため，こどもの骨格筋量測定への活用が期待されるが，測定値が機器の算出アルゴリズムに依存することに加え，小児での妥当性が課題となる．

こどものサルコペニアには骨格筋量・筋力測定方法の標準化や性別・人種ごとのカットオフ値の設定など，診断基準の確立にいくつかの課題があり，今後の更なる研究が必要であると考える．

❖文献

1) Inoue T, et al.：Diagnostic criteria, prevalence, and clinical outcomes of pediatric sarcopenia：A scoping review. Clin Nutr. 2024；43：1825-1843.

（井上達朗）

B　定型発達児

2 こどもの摂食嚥下発達と食事・栄養

2 乳児期・離乳期

Point

▶ 乳児(型)嚥下と成熟型嚥下は全く異なる動きである.

▶ 摂食機能の獲得段階に応じて離乳食を進めることが大切である.

▶ 適切に摂食嚥下機能を獲得することで身体だけでなく心も育むのである.

　出生後に行う栄養摂取方法は哺乳である. 母乳もしくは人工乳などの乳汁から栄養を摂取していく. 出生後の1年間は体重が約3倍にもなる最も成長する時期であり, 体重当たりのエネルギー必要量は成人の2倍以上とされている. 授乳のリズムが完成するのは生後6~8週以降といわれているが, 徐々に哺乳時の嚥下と呼吸との協調運動もできるようになっていき, 離乳へと移行していく(**表1-1**).

摂食嚥下機能の発達

1. 哺乳期

　乳児が行う哺乳運動はわれわれ成人とは全く異なる動きで乳汁を摂取している. この哺乳運動を営むためには, 哺乳のための原始反射が必要であるとともに, 口腔の形態にも特徴がみられる. この哺乳運動を営む際に行っている嚥下動作を乳児(型)嚥下という. 乳房や哺乳瓶をくわえるために, 口が開いた状態で舌は前方に突出して, 下顎と一体となって動き, 舌の蠕動様運動によって乳汁を絞り出すようにして哺乳している.

2. 離乳と摂食嚥下機能

　母乳は生後5か月頃までは単独で十分な栄養源であるが, 新生児期を過ぎるとそれだけでは不足してくるため, 離乳食を開始する. 離乳食は摂食嚥下機能を発達させる役割と栄養を補助する役割をもっている. 哺乳のための原始反射が減弱してきて, 反射で営まれる不随意の運動から随意的な運動へと移行していく. 生後5, 6か月頃から離乳食が開始される.

3. 成人嚥下への移行

　哺乳期間が続くなか, 徐々に嚥下の様式が変化する(**表1-2**). 前述した動作で営む乳児嚥下から今度は, 成熟型嚥下(成人嚥下)へと移行するのである. 成人嚥下は乳児嚥下とは異なり, 嚥下時の動作として, 口唇はしっかりと閉鎖され, 舌は前方突出することなく歯列の中におさまり, 舌尖は口蓋前方部に接し, 舌背が前方から後方に向かって口蓋に接する. すなわち舌の前後の運動から上下の運動へと変わっていく. その際に, 顎が安定する.

　この成人嚥下の獲得とともに, 捕食機能の獲得もみられる(**表1-3**). それまで哺乳瓶などを

表1 摂食機能の獲得段階	
	大まかな月齢
1 経口摂取準備期	0〜4か月頃
2 嚥下機能獲得期	5〜6か月頃
3 捕食機能獲得期	5〜6か月頃
4 押しつぶし機能獲得期	7〜8か月頃
5 すりつぶし機能獲得期	9〜11か月頃
6 自食準備期	
7 手づかみ食べ機能獲得期	
8 食具食べ機能獲得期	

咥えるために口が開いた状態で口唇も閉鎖していなかったのに対し，口唇がしっかりと閉鎖して食物を口腔に取り込むことができるようになる．獲得初期は口唇の力も弱いため，口腔外に食物が漏れてしまうことがあるが，徐々に減少してなくなっていく．この捕食機能は食物が口腔外に出ることを防ぐだけでなく，食物物性の感知にも有用である．口唇で食物を取り込むことによって，食物が口腔の前方に置かれる．口腔の前方部は鋭敏で食物を口腔内でどのように処理するかを学習し，その記憶をもとに発達のなかで処理方法を判断するのに役立てていく．つまり，食物の硬さや性状を感知して，そのまま嚥下する，舌で押しつぶしてから嚥下する，顎堤ですりつぶしてから嚥下するなどを判断し処理することができるようになる．

離乳食

1. 開始期(初期)

　この時期の離乳食の進め方は，まずは1日1回食から始め，そのほかはこれまで通り母乳もしくは人工乳を与える．離乳初期は摂取量も少ないため単品で与え始める．通常はつぶし粥やすりつぶした野菜などから開始し，慣れてきたらつぶした豆腐，白身魚，卵黄などを少量ずつ摂取する．味覚が発達するのは離乳期からである．離乳食を始めることによって，乳汁のみの臭いや味だけだったものから，味覚，嗅覚，触覚，視覚が刺激され発達していく．味は薄味を基本としその食物のうま味を最大限引き出すようにする．これら様々な種類を経験することによって多くの食品の味に慣れさせることで新しい味を受け入れることができるようになり味覚の発達にも大きく影響する．

2. 中期

　7〜8か月頃になると獲得するのが押しつぶし機能である(**表1-4**)．それまでは口腔内に取り込まれた食物をそのまま嚥下していたが，ある程度の硬さの食物(指で簡単につぶせる程度)が口腔内に入ってくると舌に力を入れて口蓋に押し付けることによって食物をつぶしてから嚥下するようになる．生後6〜8か月頃から乳歯が萌出し始めるとともに，口腔の容積も大きくなり，舌の可動域が広がる．舌の主たる動きは上下運動であり，さらに舌中央の陥凹が顕著になり食塊形成が上達する．この時期は，1日2回食とし，離乳食の後に授乳する．内容は全粥50〜80g，野菜・果物20〜30g，魚か肉10〜20gまたは豆腐30〜40gまたは全卵1/3または乳製品50〜70gがめやす量となり，そのほかに3回ほどミルクを与える．この頃くらいから，少しずつ手づかみ食べも行うようになっていく．

3. 後期

9〜11か月頃になると獲得するのがすりつぶし機能である（**表1-5**）．口腔内に取り込まれた食物をそのまま嚥下する，あるいは舌でつぶして嚥下していたものから今度は，舌でつぶせない位の硬さ（指でやや強くつぶせる程度）の食物を舌の側方運動でこれから歯が萌出してくるあたりの顎堤に運び，上下の顎堤で食物をすりつぶして食べるようになる．これが将来の咀嚼の動きとなり，歯が萌出してくるとより硬い食物を上下の歯ですりつぶすことができるようになる．舌の運動は上下運動から側方運動に移行し，ある程度の硬さの食物も摂取できるようになり食の幅がさらに広がっていく．離乳食は1日3回とし，食欲に応じて量を増やしていく．内容は，全粥90g〜軟飯80g，野菜・果物30〜40g，魚か肉15gまたは豆腐45gまたは全卵1/2または乳製品80gがめやす量となり，そのほかにミルクを2回程度与える．この頃になると手づかみ食べを積極的に行うようになってくる．これまでの与えられていた食事から自ら食事を摂取することになり，より食に対する自立も芽生えてくる（**表1-6，7**）．

4. 完了期

離乳が完了するのが1〜1歳半頃である．離乳が完了すると1日3回食とし，必要に応じて間食を1〜2回ほど与える．内容は，軟飯90g〜ご飯80g，野菜・果物40〜50g，魚か肉15〜20gまたは豆腐50〜55gまたは全卵1/2〜2/3または乳製品100gがめやす量となる．この頃は徐々に手づかみ食べのほかに道具を使って食べる食具食べに移行していく（**表1-8**）．

○ 乳児期の栄養管理のポイント

こどもの栄養を考慮するうえで，アレルギーにも配慮する必要がある．食物アレルギーの発症を心配して，離乳の開始や特定の食物の摂取開始を遅らせても，食物アレルギーの予防効果があるとはいえないことから，生後5〜6か月頃から離乳を始めることがすすめられる．また，離乳をすすめるにあたり食物アレルギーが疑われる症状がみられた場合には，医師の診断に基づいて離乳をすすめること，除去を必要とする食物がある場合には必要な栄養素などを過不足なく摂取できるよう具体的な離乳食の提案がなされることが必要となる．

乳児期におけるこどもの栄養状態の把握には，顔色がよい，皮膚に適度な湿り気や弾力がある，機嫌がよい，よく眠る，食欲がある，などがめやすとなる．乳児期からの生活習慣ならびに生活リズムが脳の食欲調節中枢に影響を与えるため，栄養量を考えるだけでなく1日の生活習慣がとても大切である．それとともに家族と一緒に食事をすることで，それを触り，見て，臭いを嗅ぎ，食べる音を聞くなども発達に大きな影響を与える．食を通じてのコミュニケーションを図ることで，身体だけでなく心も育むのである．

❖ 参考文献

- 向井美惠：摂食機能療法 診断と治療法．障害者歯 1995；16：145-155.
- 厚生労働省：授乳・離乳の支援ガイド（2019年改訂版）．https://www.mhlw.go.jp/content/11908000/000496257.pdf（アクセス日：2024年10月16日）
- 水野清子，ほか（編著）：子どもの食と栄養　健康なからだとこころを育む小児栄養学．第3版，診断と治療社，2021.

（野本たかと）

B 定型発達児

2 こどもの摂食嚥下発達と食事・栄養
3 幼児期以降

> **Point**
> ▶ 小児期から成人にかけての頭頸部の解剖学的変化は摂食機能の発達に影響する．
> ▶ 出生直後の新生児の口腔や咽頭は哺乳に適した形をしているが，その後固形食を食べるのに適した構造となっていく．
> ▶ この変化は成人まで続くが，各器官によってその時期やスピードは様々である．

頭頸部の解剖学的変化

1. 口腔

　日本人のこどもの歯列・咬合の発育を示す（図1）[1]．新生児期の口腔内は無歯顎だが，生後7か月頃から下顎の前歯が萌出を開始し，基本的な摂食機能の獲得がなされる3歳頃の幼児期には，乳歯が20本萌出し，乳歯咬合が完成する．その後，6歳前後で第一大臼歯という永久歯が萌出し，乳歯から永久歯への交換が始まる．学童期には前歯から臼歯まで次々と萌えかわりが起こり，第二大臼歯は13歳頃に萌出を開始する．

　新生児では舌が口腔の80％を占めており，固有口腔を満たしている．2～4歳頃，舌の後方1/3が咽頭方向に下降し始め，後下方に移動する．この下降は9歳までに完了する．

　頬粘膜にはBichatの脂肪床という膨らみがあるが，これは乳首を咥えた際，側方から乳首を固定する役割をしている．離乳食が開始される頃の4～6か月には，Bichatの脂肪床は吸収され消失していく．

　硬口蓋の長さは，出生時には2～3cmと短く，幅が広いアーチ状をしている．また，硬口蓋の中央には吸啜窩という凹みがあり，乳首をそこに引き込んで固定する役割をしている．硬口蓋が成長して広がっていくことにより，吸啜窩の凹みは認められなくなっていく．硬口蓋の成長のスピードは速く，1歳半で成人の80％に達する．

　軟口蓋は，1歳半から2歳の間に，長さと厚みが増加し始める．長さは4～5歳，厚みは14～16歳まで成長が続く．

2. 喉頭

　出生時の喉頭の位置は高く大きく，軟口蓋と接している．喉頭の大きさは約2cmで，成人の1/3程度である．2～4歳頃にかけて舌が下降するのに伴い，喉頭の位置も下降していく．その位置は，5歳までに頸椎の3～6番に下降し，成人に頸椎7番の位置まで下降する．思春期において，男性のみに急激な喉頭下降が起こる．

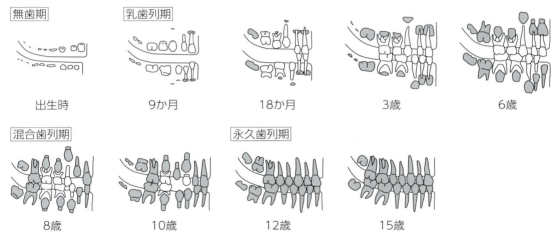

図1 日本人のこどもの歯列・咬合の発育
〔日本小児歯科学会：日本人小児における乳歯・永久歯の萌出時期に関する調査研究．小児歯誌 1988；26：1-18 より抜粋〕

3. 咽頭

出生時，喉頭が高い位置にあることで，将来中咽頭となる部分はほとんどないか，存在しない．2～4歳頃に舌の後方1/3が下降し，喉頭前壁の一部となる．舌と喉頭が下降することで，咽頭腔は長くなっていき，中咽頭が形成される．

新生児では鼻咽頭から下咽頭にかけてゆるやかなカーブであり，5歳頃に鼻咽頭と口腔咽頭の後壁は斜めの角度で交差する．その後，思春期には鼻咽頭と口腔咽頭が90度の角度となる．

食習慣の獲得

1. 摂食嚥下機能の習熟

3歳頃には基本的な摂食嚥下機能が獲得されるが，この時期の口腔運動の巧緻性は未熟であり，咀嚼機能も十分ではない．幼児期は様々な食物を咀嚼・嚥下する経験を積んでいくことで，それまでに獲得した基本的な機能をさらに習熟させていく時期となる．学童期になると，咀嚼運動の巧緻性が高まり，咀嚼筋力もついてくるため，よりバラエティに富んだ食物を食べることができるようになる．一方で，乳歯から永久歯への交換期となることから，前歯でのかじり取りや臼歯での咀嚼がしづらくなる時期でもある．永久歯の咬合が安定する中学生くらいまでは，食物の物性に配慮する必要がある．

2. 食行動の習熟過程

乳児期には介助されて食べていたところから，幼児期には自分で食べることが中心となり，学童期にかけて食行動は習熟していく．

しかし，「食べこぼす」「食具を上手に使えない」「食事姿勢が悪い」など，上手に自食ができないこどもも少なくない．手指の巧緻性については，3歳でもまだスプーンやフォークをペングリップで握れないこどももいる．箸の操作はさらに高度な動きが要求され，その獲得は5歳頃である．また，姿勢が悪い場合に，体幹が弱く筋力が低くて姿勢を保持できなかったり，机

と椅子が体に合っていなかったり，あるいは視力が弱く手元がよく見えなかったりすることが原因の場合もある．幼児期後半から学童期，と年齢があがっていくに従い，食べ方の問題は「マナーの問題」として捉えられがちであるが，単に注意するだけでは解決しない場合があり，こどもの全体像をみていく必要がある．

一方，こどもは様々な食環境で食事を経験し，食習慣を獲得していくが，それは個人の能力と周囲の環境との相互作用による．マナーとしての食習慣は，一緒に食事をする人たちから学ぶところが大きく，周りの友達や大人がどのように食べているかの影響を受ける．

また，農林水産省による第4次食育推進基本計画の目標値の1つに「ゆっくりよく噛んで食べる国民の割合を増やす」というものがあるが，2021年度の「ゆっくりよく噛んで食べる」と回答した国民の現状値は47.9％と半数に満たない．「朝ご飯の時間がとれない」，「給食時間が短い」，などの環境では，ゆっくりよく噛むことが育つのは難しい．急いで食べることは窒息につながる行為であることから，ゆっくりよく噛む習慣をつけることは非常に大切である．また，他の目標値として「朝食を欠食する国民を減らす」がある．朝食を欠食するこどもの割合は，2021年度で5.1％も存在する．これも，こども自身ではどうすることもできない問題である．こどもの食習慣の獲得を促すには，親をはじめとした養育者が自分自身を見つめ，こどもが育つ環境を整えることが不可欠である．

3．食行動の問題〜偏食〜

乳児は離乳食後半あたりから1歳過ぎにかけて，認知機能の発達とともに新奇性恐怖という，初めて食べるものを警戒して拒否する行動をとり始める．この行動は養育者にとって「食べることを拒否する」，「偏食だ」と捉えられやすい．しかし，食の経験を積んでいくことで新奇性恐怖は徐々に減り，食の広がりが進んでいく．一方，新奇性恐怖の時期から食の偏りが強く，固定化してしまうこどもも一定数存在する．

偏食は，いわゆる「好き嫌い」程度の軽いものから，栄養状態に影響するほどの「強いえり好み」まで，幅広く用いられる言葉である．病的なものは摂食障害に該当し，医療が必要になることもある．その程度にかかわりなく，偏食があると，本人にとっても保護者にとっても非常に辛い状況になりやすい．偏食には，味覚・視覚・触覚・嗅覚・聴覚などの感覚の特性が影響している場合も多い．偏食を改善することは，栄養学的にも，また社会で生活していくうえでも必要と考えられるが，偏食をすぐに改善するのは難しく，またすべての偏食を改善すべきかというとそうではない．栄養状態に問題がなければ，「好き嫌いの範疇」とおおらかに捉えることも，時には必要である．そして，「なぜそれを食べられないのか」という本人の辛さを理解し，本人が納得して乗り越えられるような支援が重要である．

❖ 文献
1）日本小児歯科学会：日本人小児における乳歯・永久歯の萌出時期に関する調査研究．小児歯誌 1988；26：1-18.

❖ 参考文献
・尾本和彦：新生児と成人の解剖の違い．金子芳洋(監修)：障害児者の摂食・嚥下・呼吸リハビリテーション その基礎と実践．医歯薬出版，2005；6-8.
・農林水産省：食育推進施策の目標と現状に関する評価．
https://www.maff.go.jp/j/syokuiku/wpaper/r3/r3_h/book/part3/b3_c0_0_00.html（アクセス日：2024年9月11日）

（田村文誉）

B 定型発達児

3 こどもの栄養管理の基本

Point

▶ 栄養は健康を維持・回復するために，その土台となるものである．

▶ 栄養管理は，どこから，なにを，どのくらいの3ステップで考える．

▶ 量はまず水分とエネルギーを決め，たんぱく質，脂質，糖の比を決めて，ミネラル，ビタミン，食物繊維などが適正か判断する．

　栄養は健康を維持・回復するために，その土台となるものである．こどもは成長・発達するものであるので，それが維持できているかどうかを評価することで，栄養が適切であるかを把握することが基本である．また，そもそも食べることは，生きるためのエネルギーの源，栄養としての意味あい（身体的側面）のみならず，生きる楽しみを感じる時間であり（心理的側面），家族や仲間とのふれあいの場でもある（社会的側面）．

　そのうえで，栄養管理を行うにあたっては，どこから（経路），なにを（内容），どれくらい（量），の3ステップで考える．いずれも本来あるべき理想的な姿と，そうできない事情がある場合には，次善の策として何が選択できるか（「しかたがないから」と「できることなら」を常にセットで），を考える作業となる（表1）．

表1　栄養管理の3ステップ

1.どこから（経路）		
経口摂取（摂食）	口から食べるのが原則	上から下に順に，「しかたがないから」選択する．「できることなら」上のものを選択する．三択ではなく，一部でも可能ならば上のものを使う．
経管栄養（経腸栄養）	食べられない場合は経管	
静脈栄養	腸が使えない場合は静脈	
2.なにを（内容）		
ふつうの食品	これが原則	
どろどろの食品	ミキサー食　栄養剤の半固形化	
半消化態栄養剤	たんぱく質をやや消化させた栄養剤	ここでも，上から下に順に，「しかたがないから」選択する．「できることなら」上のものを使う．
消化態栄養剤	たんぱく質をペプチドに分解した栄養剤（成分栄養剤に近い）	
成分栄養剤	たんぱく質をアミノ酸に分解した栄養剤	
輸液製剤	静脈から投与するもの	
3.どれくらい（量）		

まず水分とエネルギーを決める．エネルギー産生栄養素はたんぱく質/脂質/糖の比（PFC）．
その他の栄養素は，ミネラル/ビタミン/食物繊維など．

表2 「日本人の食事摂取基準(2020年版)」における推定エネルギー必要量(身体活動レベルⅡ) (kcal/日)

	男性	女性
0〜5(か月)	550	500
6〜8(か月)	650	600
9〜11(か月)	700	650
1〜2(歳)	950	900
3〜5(歳)	1,300	1,250
6〜7(歳)	1,550	1,450
8〜9(歳)	1,850	1,700
10〜11(歳)	2,250	2,100
12〜14(歳)	2,600	2,400
15〜17(歳)	2,800	2,300
18〜29(歳)	2,650	2,000

〔厚生労働省:日本人の食事摂取基準(2020年版). https://www.mhlw.go.jp/stf/newpage_08517.html(アクセス日:2024年9月29日)〕

表3 発育区分ごとの必要水分量と必要栄養量

	必要水分量 mL/kg/日	必要栄養量 kcal/kg/日
出生直後	80〜100	80
新生児	125〜150	100
乳児(〜5か月)	140〜160	120
乳児(6か月〜)	120〜150	100
幼児	100〜130	80
学童(低学年)	80〜100	70
学童(高学年)	60〜80	60
思春期(中・高生)	40〜60	50
成人	30〜40	30〜40

〔高増哲也:栄養. 神奈川県立こども医療センター(編集). 小児科当直医マニュアル. 改訂第16版, 診断と治療社 2024:76-85.〕

エネルギー(+水分)量の決め方

「日本人の食事摂取基準(2020年版)」では,身体活動レベルごとに設定されており,身体活動レベルⅡでは**表2**[1]で示すとおりとなっている. 発育区分ごとに,体重当たりの必要水分量と必要栄養量を決める方法(簡易式)がある(**表3**)[2].

ただし,ここで計算した数値はあくまでひとつの参考値である. 実際には必要としているエネルギー量には個人差があり,医療的ケア児ではなおさら個人差は大きい. 例えば人工呼吸器を装着している場合には消費エネルギー量は非常に低いものである. したがって,この表で計算した数字や成長曲線などを参考にしながら,そのときの提供エネルギーの1割程度の増減をし,その後の体重変化量の評価をしながら調整していくのが現実的である.

エネルギー産生栄養素

たんぱく質,脂質,糖の比率はPFC(protein, fat, carbohydrate)比という. 基本は15:25:60である. 腎機能が未熟な乳児期,幼児期早期にはたんぱく質の割合が低く設定される(母乳7%,調製粉乳9%)(**C-2-2 エネルギー産生栄養素バランス**参照).

ミネラル

ミネラルは生体を構成する元素のうち,炭素,水素,酸素,窒素を除いたものをいう. 特に注意したいのは,鉄,亜鉛,セレン,ヨウ素である. 一般的な食事をしていれば問題が生じることはまずないが,食事量が極端に少ない,食事内容がかなり偏っている,経腸栄養(EN),静

表4 医薬品栄養剤で不足に注意すべき栄養素

100 kcal 当たり	亜鉛	ヨウ素	セレン	食物繊維
エンシュア®(1 kcal/mL)	1.5 mg	—	—	—
ラコール®(1 kcal/mL)	0.64 mg	—	2.5 µg	—
エネーボ®(1.2 kcal/mL)	1.5 mg	—	7 µg	1.3 g
イノラス®(1.6 kcal/mL)	1.3 mg	14.4 µg	5.6 µg	1.0 g
摂取基準(10〜11 歳)	7 mg	110 µg	25 µg	13 g 以上 (目標量)
耐容上限量	十分な報告なし	900 µg	250 µg	

〔高増哲也：子どものミネラル・ビタミン欠乏症予防とそのサポート．日本医事新報 2024；5239：18-35.〕

脈栄養(PN)などを行っている場合は，摂取量を把握しておくべきである．**表4**[3]は医薬品栄養剤について，不足に注意すべき栄養素を示している．不足が予想される栄養剤を使用しているときには，欠乏が起きる前に，あらかじめ対策を講じておくべきである．

ビタミン

　ビタミンとは，体内では必要量を合成できないため，食物から取り入れなくてはならない有機物質のことである．水溶性ビタミン 9 種類と脂溶性ビタミン 4 種類がある．ビタミンは多く摂りすぎた場合，水溶性ビタミンは排泄されるのでほとんど問題にならないが，脂溶性ビタミンは体内に貯蔵され，過剰症が起こることがある．また，ビタミン B_2，パントテン酸，B_6，B_{12}，ビオチン，葉酸，ビタミン K は食物摂取以外に腸内細菌からももたらされる．ビタミン D は紫外線により皮膚で合成する経路もある．

食物繊維

　食物繊維はヒトの消化酵素で消化されない食物成分であり，水溶性と不溶性に分けられどちらも適度に摂取するのが望ましい．実際には便通が適切かどうかで判断する．経腸栄養剤の一部には食物繊維が含まれていないものがあり，それに慣れている場合は，急に食物繊維を摂取することで下痢が生じることもあり，徐々に慣らしていくことが必要となる場合もある．

❖ 文献

1) 厚生労働省：日本人の食事摂取基準(2020 年版)．https://www.mhlw.go.jp/stf/newpage_08517.html(アクセス日：2024年 9 月 29 日)

2) 高増哲也：栄養．神奈川県立こども医療センター(編集)．小児科当直医マニュアル．改訂第 16 版，診断と治療社 2024：76-85.

3) 高増哲也：子どものミネラル・ビタミン欠乏症予防とそのサポート．日本医事新報 2024；5239：18-35.

(高増哲也)

Column 重症児デイサービスでの食育の実際

　摂食嚥下障害や偏食などこどもの食べることに困難を伴う場合，早期から専門職によるサポートが必要だが，医療的ケアや重症心身障害児を対象とした通所支援事業所では，食事提供に関する制度や栄養士などの配置義務はない（児童発達支援センターを除く．また生活介護事業では食事提供加算が継続，令和6年度に栄養改善加算が新設）．

　特別支援学校では給食の提供，胃瘻からのミキサー食注入も近年では行われているが，保育園や通常の学校ではまだ対応が難しいケースも多い．そのため未就学期から摂食指導先と連携し，発達段階に応じた対応や調理方法や食材の見た目を工夫し家族と共有し，食事の楽しさを感じられるよう努めることは重要だ（図1）．正月には餅つき，こどもの日には柏餅を安全に食べられる餅ゼリーに，誕生日会にはケーキ，季節の旬の食材や行事食を友達や家族と楽しむ経験はこどもにとってかけがえのないものであり，また家族にとっても地域でともに子育てする安心と喜びにつながる．口からだけでなく，経鼻経管，胃瘻からでも食事は楽しむことができる．現在は食事提供の制度がないため多くの事業所では家族がペースト状にした弁当やおやつを毎日持参するが，栄養が偏ったり，保育士などが食形態を再調整する場合もあり，支援者も家族も含めてこどもの食事に対する理解が必要だ．今後もすべてのこどもの居場所で食支援の充実を図り，健やかな成長を促進できる社会となることを願う．

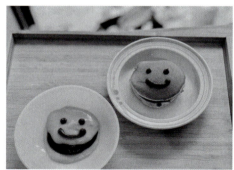

図1 ペースト食のどらやきは見ためもこどもらしく

❖ 参考文献
・小沢　浩，ほか（編集）：おかあさんのレシピから学ぶ医療的ケア児のミキサー食．南山堂，2018．

（大髙美和）

C

医療的ケア児の栄養管理

C　医療的ケア児の栄養管理

1 医療的ケア児の栄養評価

Point

▶ 医療的ケア児の栄養評価では，状態評価と機能評価が大切である．
▶ 医療的ケア児の全体像を把握するには ABCD アプローチが有用である．

医療的ケア児の多様性

　すべてのこどもにとって，栄養は身体と心の成長・発達の基盤であり，医療的ケア児においてもそれは変わらない．しかし，医療的ケア児と一口に言っても，病態も食べる機能も多様である．さらに，家族の価値観や栄養を与えるスキルも異なり，こどもが暮らす環境や受けられる支援もそれぞれ異なる．医療的ケア児の栄養評価を行う際には，「この子はどんな子だろうか」という視点で個々の特性を把握することが重要である．

医療的ケア児の栄養評価

　栄養評価とは，栄養学的な視点から現在の健康状態および栄養の過不足を評価し，その維持や改善のために必要な栄養プランを立てるために，包括的な情報を収集することを指す．医療的ケア児における栄養評価には，以下の特徴がある．まず，計測や身体組成の測定に際して特別な配慮が必要であること．次に，こどもの病態が多様であるため，必要な栄養量の算定が困難であること．さらに，多くの医療的ケア児は様々なレベルで食べることに困難を抱えているため，摂食機能を評価し，どのように栄養を摂取しているかを確認することが重要である．以下に，栄養プランを立てる際に必要となる栄養評価項目とその評価方法について解説する．

1. 問診

a. 基礎情報

　まず，こどもの基礎情報を確認する．これには，活動度（身体活動，知的活動，生活，社会活動），基礎疾患（神経疾患，心臓疾患，代謝疾患など），アレルギー（食品・薬剤），医療的ケア（気管切開管理，経管栄養管理），使用している薬剤，養育環境・支援体制（養育者，支援が得られる家族，利用サービス，医療体制など）が含まれる．

b. 栄養摂取や消化吸収に関連する情報

①栄養摂取方法：経口摂取が可能か，経管栄養が必要か．経口摂取だとすれば，食事介助が必要か，どのような食形態調整が必要か．経管栄養の場合，栄養投与方法（滴下注入，手押し注入など）を確認する．

②栄養摂取量：栄養摂取量の見積もりは栄養評価の第一歩である．食事内容や経腸栄養剤，栄養補助のために摂取している薬剤や食品の種類と量を確認し，栄養摂取量を算出する．水分摂取量の確認も重要である．経腸栄養剤を使用している場合，栄養摂取量の算出は比較的容易であるが，離乳食やミキサー食の場合は，内容や加水割合によって栄養量が大きく異なるため，栄養士や薬剤師と協力して摂取量の見積もりを行う．

③栄養摂取に関する問題：食欲不振や栄養摂取量の減少が継続していないか確認する．さらに，拒食や偏食など食行動上の問題がないかも重要である．経管栄養の場合は，栄養投与に際しての困りごとを具体的に確認する．

④消化器症状：栄養の消化吸収に影響を与える消化器症状(嘔吐，下痢)の有無，その程度や持続期間を確認する．

c. 全身状態に関する情報

身体的ストレス，消耗性疾患，炎症は身体の異化亢進やエネルギー消費の増大につながる．現在の全身状態，慢性疾患の病状，併存疾患(発熱や感染症などの急性疾患，骨折や褥瘡)の有無を確認する．

2. 栄養状態の評価

栄養状態の評価は，計測学的評価，栄養に焦点をあてた身体診察，臨床検査，体組成評価を通じて行う．

a. 計測学的評価

体重と身長を測定し，それらを成長曲線にプロットする．身長の測定は，側弯などの影響により困難な場合があるが，こどもに適した方法(分割法や腓骨長からの推定など)を用いて測定する．身長は長期的な栄養状態を反映する重要な指標であり，また体格評価(肥満度や BMI)のためにも定期的な測定が不可欠である．乳幼児においては，脳の成長と関連する頭囲の測定も重要である．

①体重減少率：医療的ケア児は個々の特性が強く，標準体重を指標とするのが難しい場合が多い．そのため，「いつもの体重(usual body weight：UBW)」と比較した体重減少率が有用な指標となる．体重が 5% 以上減少し，それが 1 か月以上続く場合や，期間にかかわらず 10% 以上の体重減少が見られる場合は，栄養不良の可能性が高い．

②体格の指標：肥満度〔やせ：肥満度−20% 以下(幼児では−15% 以下)〕，BMI(中等度低栄養：−2 SD 以下)は栄養評価指標として有用であるが，医療的ケア児の場合，標準体重が必ずしも至適体重でないことに留意が必要である．たとえば，筋肉量が極端に少ない筋疾患をもつこどもでは，至適体重は身長や BMI から算出される標準体重よりも少なくなる．

③成長曲線：継続的に身長と体重を測定し，成長曲線を確認することが重要である．ただし，こどもの状態によっては，計測値が標準的な成長曲線の正常範囲から大きく外れる場合や，至適な成長率を見積もることが難しいことがある．その場合，体重や身長がゆるやかにでも増加していることを確認しつつ，体格，筋肉量，皮下脂肪量，その他の栄養指標を総合的に評価し，児にとって最適な成長曲線を推測することが大切である．

b. 身体診察

身体所見では，全身状態(バイタルサイン，活動度，呼吸労作，筋緊張，側弯)や，栄養状態に関する所見(皮下脂肪量，筋肉量，浮腫，顔色，皮膚，舌や口腔粘膜，歯，毛髪，爪)を意識

して，全身の身体診察を行う[1]．

c. 臨床検査

医療的ケア児は様々な栄養リスクを有しているため，栄養の過不足を評価するうえで，血液・生化学的評価が重要である．血球算定(リンパ球数，ヘモグロビン値)，アルブミン，総コレステロール，尿素窒素，クレアチニン，電解質，肝酵素，膵酵素，CRP，さらに必要に応じて鉄，フェリチン，ビタミン，カルニチン，微量元素(銅，亜鉛，セレン)，甲状腺ホルモンなどの測定を行う．

d. 身体組成の評価

医療的ケア児は，基礎疾患や病状によって筋肉量が少ない場合や，低エネルギー代謝のために皮下脂肪量が多い場合があるため，栄養状態の評価や必要エネルギー量の推定において身体組成の評価が重要である．身体診察では，筋肉量や皮下脂肪量を大まかに把握できる．さらに，体脂肪率や除脂肪体重，骨量を測定するために，BIA や DEXA を活用する．

3. 栄養を摂取する機能の評価

乳児は「哺乳」によって栄養を摂取し，成長とともに「食べる」機能を発達させていくが，これらは大脳と脳幹によって調節される高度な機能的行動である．多くの医療的ケア児にとって，栄養を摂取することは容易ではない．栄養評価に基づいて栄養プランを立案しても，摂食機能の評価がなければそのプランを実行することはできない．そのため，栄養を摂取する機能の評価は極めて重要である．

摂食・嚥下の評価では，①認知期(食物の種類や量，形などを認識する)，②口腔準備期(食物を口に取り込み，咀嚼し，嚥下に適した食塊を形成する)，③口腔期(舌の動きで食塊を咽頭に送る)④咽頭期(咽頭の蠕動運動により食塊を咽頭から食道へ運ぶ)，⑤食道期(食道の蠕動収縮によって食塊を胃へ送る)の各レベルで，どのような困難があるのかを個別に評価し，困難に応じた支援を行う．

a. 摂食・嚥下機能の評価

問診を通じて現在の摂食状況を確認する．身体診察では，保持できる姿勢や頸部の筋緊張，口や舌の動き，口腔内の構造異常の有無，唾液貯留や流涎，嚥下反射遅延や鈍麻を示唆する咽喉頭部の唾液貯留音の有無を確認する．次に，哺乳または摂食場面の直接観察を行い，摂食・嚥下の過程でどのような問題があるかを評価する．さらに詳細な評価が必要な場合は，嚥下造影検査や嚥下内視鏡検査を実施する．耳鼻科医や言語聴覚士(ST)などの専門職との連携が重要である．

b. 食行動の評価

医療的ケア児のなかには偏食や小食などの食行動の問題を抱えるこどもが少なくない．視覚や嗅覚，味覚，口腔内感覚の過敏により受け入れられる食物が高度に限定される場合や，長期経管栄養により摂食機能を獲得すべき時期にその経験ができなかった場合，あるいは摂食に伴う嘔気や嘔吐などの不快な経験が原因で，栄養摂取に対する強い拒否が生じることがある．食行動の特性を理解し，特性に配慮した支援を行うことが重要である．

表1 ABCD アプローチを用いた包括的評価

評価項目	確認事項	栄養との関連
Activity 活動度	身体活動，知的活動，生活レベル 社会活動	第一に確認する中核情報．必要栄養量と関連するのみでなくアウトカム指標としても重要．
Airway 気道	気道の安定(気道狭窄，喉頭軟弱の有無) 気管切開・喉頭気管分離の有無	栄養投与時の唾液誤嚥リスク，呼吸障害悪化と関連．
Breathing 呼吸	呼吸の安定(呼吸努力の有無) 酸素・人工呼吸器管理の有無	慢性的な呼吸努力はエネルギー必要量増大に関連．肺炎合併時は異化が亢進．
Circulation 循環	先天性心疾患，心筋症の有無 心機能	心不全による蠕動不良，利尿薬による電解質異常，微量元素欠乏(カルニチンやセレン)による心筋症に留意．
Development 発育・発達	身体発育(体重，身長) 神経発達(運動，知能，行動)	心身の発達は小児期の栄養アウトカム指標として最重要．
Epilepsy てんかん	てんかん合併の有無，発作頻度 治療(抗てんかん薬，ケトン食)	抗てんかん薬による肝機能や骨代謝への影響，バルプロ酸ナトリウムによるカルニチン欠乏に留意．ケトン食は要支援治療．
Food & Fluid 栄養	栄養摂取量・水分摂取量	摂取栄養量の確認は，栄養アセスメントにおける最も重要な情報である．
Gastrointestinal 消化器	GERD，ダンピングの有無 慢性下痢，慢性便秘	重症児は GERD を合併しやすい．下痢や便秘の有無は栄養プランニングに関連．
Hematol/Hormone 血液・内分泌	貧血の有無 甲状腺機能低下，尿崩症，副腎機能低下の有無	鉄欠乏性貧血は頻度が高い．ヨウ素欠乏や慢性低栄養に伴う甲状腺機能低下，高度脳障害では下垂体機能障害に留意．
Infection & Immune 感染・免疫	感染症の有無，免疫機能 予防接種の実施状況	感染症合併時は異化亢進．低栄養は免疫機能低下による感染症リスク増加に関連．
Joint & Spine 四肢骨格	関節拘縮，側弯の有無 骨密度低下，骨折の有無	関節拘縮，側弯は GERD や通過障害に関連．ビタミンD 欠乏や低栄養は骨密度低下や骨折に関連．
Kidney 腎尿路	腎機能障害，尿路奇形，尿路結石の有無 排尿障害の有無，導尿の有無	尿路感染，ADL 低下，一部の抗てんかん薬は尿路結石と関連．
Look, Listen & Feel 感覚	視覚，聴覚，感覚(味覚，嗅覚，触覚)	すべての感覚入力は食事の認知に関連．
Allergy アレルギー	食物アレルギー ラテックス，薬剤アレルギー	栄養剤やミキサー食投与開始時は食物アレルギーに留意．
Device 医療機器	使用しているデバイス 医療機器設定	胃管や胃瘻は栄養投与に関連．人工呼吸器の使用はエネルギー消費量減少に関連．
Drug 薬剤	使用しているすべての薬剤 食品との併用注意薬の有無	抗てんかん薬(バルプロ酸ナトリウム，フェノバルビタール，フェニトイン)，プロトンポンプ阻害薬は骨代謝障害に関連．バルプロ酸ナトリウムはカルニチン代謝に関連．
Family 家族	家族構成，同胞と年齢 おもな養育者，協力者	家族は栄養ケア実施の主体である．家庭環境は家族による栄養ケア実施のキャパシティに関連．
Rehabilitation リハビリテーション	療育・リハビリテーション体制と実施状況	理学療法や摂食嚥下リハビリを通じて医療的ケア・栄養ケアの実施を支援．
Individuality 個性	個性，興味関心 好きな活動/好まない活動	食事摂取を含めたすべての活動に関連．
Education 教育	学校名，学校種別，学習内容	学習や社会参加の機会を得ることは QOL 向上に関連．
Nursing support 看護	訪問看護の有無，頻度	栄養ケアを実施し，家族への指導を通して家族による医療的ケア・栄養ケアの実施を支援．
Doctors 医療	病院(小児科医，専門医)，地域(在宅訪問医，クリニック)，療育施設	疾患や病態の治療を実施し，小児栄養管理を統括．
Social support 社会的支援	ソーシャルワーカー，相談支援専門員(在宅医療コーディネーター)	病診連携や福祉行政，教育機関との連携を通して，家族による医療的ケア・栄養ケアの実施を支援．

GERD：胃食道逆流症(gastroesophageal reflux disease)

[前川貴伸：重症心身障害児の栄養．小児内科 2020；52(増刊)：20-27 より改変]

医療的ケア児の包括的評価

医療的ケア児の全体像を把握する方法のひとつとして ABCD アプローチがある（**表1**）．このアプローチは，評価項目を「ABCD add FRIENDS」のアルファベット順に確認するものであり，関係者間の情報共有や多職種連携にも役立つ[2]．

家族への対応

医療的ケア児の栄養管理においては，児にあわせた食事の準備や介助，経管栄養の実施など，家族の役割が非常に大きい．そのため，家族への栄養教育や心理的なサポートも重要である．医療スタッフは，家族が安心して日常生活を送れるよう，適切な支援を行うことが求められる．

❖文献
1) 東海林宏道：小児の病態と栄養 一般診療における栄養アセスメントと栄養療法の基礎知識．小児臨 2014；67：2337-2343.
2) 前川貴伸：重症心身障害児の栄養．小児内科 2020；52（増刊）：20-27.

（前川貴伸）

Column　新規格・旧規格経腸栄養製品の賢い使いわけマニュアル

国際標準化機構(ISO)は医療安全の観点から，医療用小口径チューブのコネクタの国際標準化を進めてきた．経腸栄養製品の新規コネクタは ISO 80369-3 として，2019 年から日本に導入された．2021 年に旧規格を廃止する予定であったが，臨床現場からの提言や厚生労働科学研究を経て，厚生労働省は 2023 年に旧規格製品を併存させることを決定した．

しかし，両規格の併存は医療現場に混乱を招くリスクがあるため，筆者はびわこ学園医療福祉センター草津の永江彰子先生とともに，ISO 国際会議のエキスパートとして，両規格を現場で使いわけるための「新規格・旧規格経腸栄養製品の賢い使いわけマニュアル」を作成した．クレジットは日本重症心身障害学会である．

マニュアルのなかで，胃内の空気などを吸引するためにコネクタの着脱が頻回に必要な患者，高粘度のミキサー食を入れる患者，コネクタの頻回の着脱が過度な負担になる患者については，積極的に旧規格を使うことをお勧めしている．特に在宅や福祉施設・介護施設で経管栄養を使用される患者の多くはほかの医療用チューブを使用していないため，旧規格製品による誤接続事故を起こすリスクは少ない．このような患者が病院に入院する場合には，病院の新規格の経腸栄養製品と接続できるよう，変換コネクタ B を使用することを推奨している．

このマニュアルは，日本在宅医療連合学会などのホームページでも紹介されており，多くの医療者や栄養士などに読んで頂きたい．

❖参考文献
・日本重症心身障害学会社会活動委員会コネクタ問題ワーキンググループ：新規格・旧規格経腸栄養製品の賢い使いわけマニュアル．https://www.js-smid.org/assets/file/info_240612.pdf（アクセス日：2024 年 10 月 2 日）

（奈倉道明）

C 医療的ケア児の栄養管理

2 栄養補給量
1 エネルギー量について

> **Point**
> ▶ 適切なエネルギー必要量の算出は，成長発達のkeyとなる．
> ▶ 適切なエネルギー必要量の算出は，個別の状態を考慮することが必要である．

◯ エネルギー必要量の算出の基本

　医療的ケア児の必要エネルギー量は，基礎代謝量に活動，ストレス，成長のために利用される消費エネルギー量を加味して算出され，適切な栄養管理と健康維持において非常に重要である．医療的ケア児のエネルギー必要量は，一般的なこどもとは異なる場合があり，エネルギー必要量の算出において考慮すべき基本的なポイントを説明する．

1. 基礎代謝量（BMR）の考慮

　エネルギー消費の基礎となるのは「基礎代謝量（basal metabolic rate：BMR）」で，身体が安静状態にあるときに消費するエネルギーのことを指す．これは，呼吸や心拍，体温維持など，生命維持に必要な最小限のエネルギーとされている．BMRは日本人の基礎代謝基準値（**表1**）[1]から算出することも多いが，医療的ケア児の場合には，年齢，性別，体重，身長の4項目を用い

表1　日本人の基礎代謝基準値，身体活動レベル，エネルギー蓄積量

年齢 （歳）	基礎代謝基準値 男性　　女性 kcal/kg/日	身体活動レベル Ⅰ　　　Ⅱ　　　Ⅲ （低い）（ふつう）（高い）	エネルギー蓄積量* 男性　　女性 kcal/日
1〜2	61.0　　59.7	1.35	20　　15
3〜5	54.8　　52.2	1.45	10　　10
6〜7	44.3　　41.9	1.35　　1.55　　1.75	15　　20
8〜9	40.8　　38.3	1.40　　1.60　　1.80	25　　30
10〜11	37.4　　34.8	1.45　　1.65　　1.85	40　　30
12〜14	31.0　　29.6	1.50　　1.70　　1.90	20　　25
15〜17	27.0　　25.3	1.55　　1.75　　1.95	10　　10

*エネルギー蓄積量 kcal/日（男児/女児）　0〜5か月（115/115）　6〜8か月（15/20）　9〜11か月（20/15）．

〔厚生労働省：日本人の食事摂取基準（2020年版）Ⅱ各論 1 エネルギー・栄養素．https://www.mhlw.go.jp/content/10904750/000586556.pdf（アクセス日：2024年8月31日）をもとに作成〕

表 2　こどもの基礎代謝量算出式

国立健康・栄養研究所		
男性	(0.0481×W+0.023×H-0.0138×A-0.4235)×1,000/4.186	
女性	(0.0481×W+0.023×H-0.0138×A-0.9708)×1,000/4.186	
Schofield の式		
0〜3 歳	男性／女性	0.167×W+15.174×H-617.6/16.252×W+10.232×H-413.5
3〜10 歳	男性／女性	19.59×W+1.303×H+414.9/16.969×W+1.618×H+371.2
10〜18 歳	男性／女性	16.25×W+1.372×H+515.5/8.365×W+4.65×H+200

W：体重(kg)，H：身長(cm)，A：年齢(歳)

〔厚生労働省：日本人の食事摂取基準(2020 年版) Ⅱ各論 1 エネルギー・栄養素．https://www.mhlw.go.jp/content/10904750/000586556.pdf(アクセス日：2024 年 8 月 31 日)より改変〕

■脳 ■肝臓 ■心臓 ■腎臓 ■筋肉 □その他
成人(30歳 70 kg)
20 21 9 8 22 20
幼児(6か月 7.5 kg)
44 14 4 6 6 26
0 20 40 60 80 100
基礎代謝率(%)

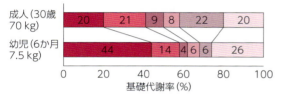

図 1　臓器別基礎代謝率　成人と小児の違い

安静時エネルギー消費の約 60%は肝臓，腎臓，心臓，脳などの体重の約5〜6%にすぎない器官によるものである．小児は成人に比べて脳が体重に占める割合が 8〜12%(成人2〜3%)と大きくその結果としてエネルギー消費量も成人に比べて約 2 倍の率となる．

〔伏木　亨：組織における燃料．細谷憲政(日本語版監修)：ヒューマン・ニュートリション　基礎・食事・臨床．医歯薬出版，2004，41 より改変〕

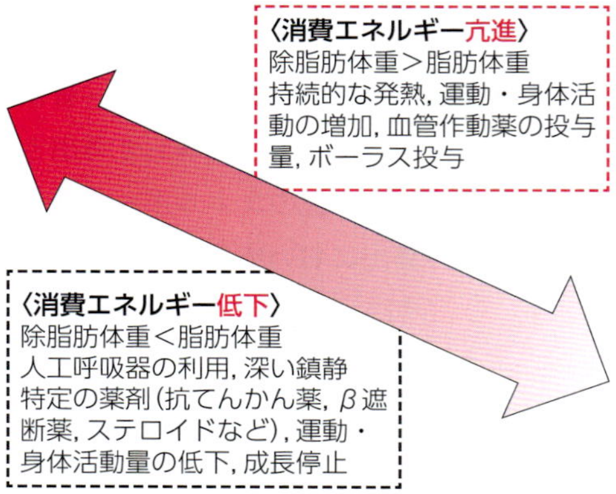

〈消費エネルギー亢進〉
除脂肪体重＞脂肪体重
持続的な発熱，運動・身体活動の増加，血管作動薬の投与量，ボーラス投与
〈消費エネルギー低下〉
除脂肪体重＜脂肪体重
人工呼吸器の利用，深い鎮静
特定の薬剤(抗てんかん薬，β遮断薬，ステロイドなど)，運動・身体活動量の低下，成長停止

図 2　消費エネルギーに影響を与える要因

〔Critical care. Energy needs. Academy of Nutrition and Dietetics：Pediatric Nutrition Care Manual®．https://www.eatrightstore.org/product-type/nutrition-care-manuals/pediatric-nutrition-care-manual(アクセス日：2024 年 8 月 31 日)をもとに作成〕

て算出される式(**表 2**)[1)]を用いて，個別に計算することで精度よく算出できる．基礎代謝量の体重当たりの基礎代謝値は新生児が約 60 kcal/kg/日ともっとも高く年齢とともに減少するが，6，7 歳のこどもであっても 44 kcal/kg/日(男児)と成人の 24 kcal/kg/日(18〜29 歳男性)の倍近い．しかし，医療的ケア児の場合，疾患や障害によって BMR が高くなる場合と低くなる場合がある．基礎代謝量が大きい臓器に障害(**図 1**)[2)]があれば，基礎代謝量は低下するが，炎症がある場合は逆にエネルギー消費が増え，身体状況を考慮したエネルギー消費量の把握は，間接カロリーメトリーなどを用いた実測が望ましい．消費エネルギー量に影響を与える要因(**図 2**)[3)]は多岐にわたり，またこれらに限定されていないことに留意が必要である．

2. 身体活動レベルの影響(活動消費エネルギー)

身体活動レベルもエネルギー必要量の計算において重要である．身体活動レベルは，Ⅰ〜Ⅲ

の低・ふつう・高の 3 段階で示されており，1.35〜1.85 程度で年齢が高くなるにつれて大きくなる．医療的ケア児は活動レベルの推定が重要である．

3. 治療や服薬状況の影響（ストレス消費エネルギー）

医療的ケア児が抱える疾患や受けている治療の内容も，エネルギー消費に大きく影響を与える．たとえば，呼吸器疾患や心臓疾患がある場合，通常以上のエネルギーを消費することがある反面，人工呼吸器を使用している場合はむしろ消費エネルギーが低下する．また，消化器疾患や神経疾患は，栄養補給ルートや食事形状などの消化吸収能などへの考慮が必要になることや成長ホルモンやステロイドなど，治療に必要な薬剤は代謝や体組成に影響を与える．

4. 成長と発達

成長期のこどもは，身体の発達や成長のためのエネルギー量（**表 1** エネルギー蓄積量）[1]が必要となるが，医療的ケア児の場合，成長・発達の遅れが疾患によるものか栄養障害によるものかの判断が難しいことも少なくない．しかし，できるだけ，その子なりの成長・発達のためには，栄養補給量だけでなく，治療や生活状況なども医師・看護師などの関係職種と連携して総合的に評価することが重要である．

エネルギー必要量と摂取量の過不足の評価

本項**エネルギー必要量の算出の基本**で述べたように，医療的ケア児のエネルギー必要量は，個々のこどもの状態に応じて大きく異なり，標準的な計算式に頼るだけでは不十分であり，個別に評価することが非常に重要である．

エネルギー摂取量不足は，体重の増加不良や停滞につながり，身長の伸びが停滞する成長障害の状態となる．そのため，定期的な身長・体重の計測，摂取栄養量と必要栄養量の確認，ならびに代謝疾患がある場合は PFC 比（**C-2-2 エネルギー産生栄養素バランス**参照）の確認や，排便状況などについても定期的かつ継続的に評価・記録することが重要である．エネルギー摂取量，過不足評価の留意点について以下にまとめる．

①平均摂取エネルギー量は少なくとも推定必要量の 90％以上を維持できているか．

経口，経管，静脈栄養すべてのルートから 1 週間程度の平均エネルギー摂取量を算出する．残食量のほかに食べこぼし等摂取できていない量を把握するほか，ミキサーで食事形状を調整している場合は，水分の添加量を考慮したエネルギー量を把握することが必要である．

②身長・体重は成長曲線に沿って増加しているか．体重や身長の増加が停滞していることはないか．

乳児の場合は，1 週間に 2 回から毎日，年長児以降は少なくとも 1 週間に 1 回の体重の計測をする．身長は 2 歳以下の場合は仰臥位で 2 週間に 1 回，2 歳以上は立位で月に 1 回の測定が推奨されている．上腕中央周囲径（mid-upper arm circumference：MUAC）は 6〜59 か月児の栄養失調を判断する独立した評価ツールとして，推奨されている．

③身長に見合った体重であるか．

身長・体重から BMI を算出し，月齢・年齢標準の BMI と比較し，月齢・年齢標準の BMI の 90％以下の場合は低体重と評価する．

④身体状況を確認する.

　下痢や嘔吐などの継続は，摂取エネルギー量の不足のリスクとなる．同様に発熱やてんかん発作，咳嗽などはエネルギーを亢進させるため，相対的に摂取エネルギー量が不足する理由となる.

＊　　　　＊　　　　＊

　医療的ケア児のエネルギー必要量を算出する際には，基礎代謝量，身体活動レベル，疾患や治療の影響，成長と発達の状態を総合的に評価することが求められる．一般的なこどもよりも多くの要因の考慮が必要で，医師，管理栄養士，看護師などの専門家が連携し，個々のこどもの状態に応じた定期的な栄養管理を行うことが不可欠であり，これらの経過を記録しておくことが重要である.

　また，順調な成長がみられるときの摂取栄養量は，そのこどもにとっての真の必要栄養量となる．この時の摂取栄養量から体重当たりのエネルギー必要量・たんぱく質量を算出しておくと，これらを基準にその後の成長や状態に合わせた個別性の高い栄養量の調整につながる.

❖文献

1) 厚生労働省：日本人の食事摂取基準（2020 年版）Ⅱ各論 1 エネルギー・栄養素. https://www.mhlw.go.jp/content/10904750/000586556.pdf（アクセス日：2024 年 8 月 31 日）
2) 伏木　亨：組織における燃料. 細谷憲政（日本語版監修）：ヒューマン・ニュートリション　基礎・食事・臨床. 医歯薬出版，2004，41.
3) Critical care. Energy needs. Academy of Nutrition and Dietetics：Pediatric Nutrition Care Manual®. https://www.eatrightstore.org/product-type/nutrition-care-manuals/pediatric-nutrition-care-manual（アクセス日：2024 年 8 月 31 日）

（藤谷朝実）

Column　医療的ケア児の調剤をはじめとした新たな取り組みについて

　2023 年 6 月まで北海道のこども専門病院である北海道立子ども総合医療・療育センターに勤務していた．病棟薬剤師として活動していたが，担当していた患者が自宅退院になるときに調整するのが大変だったことがある．なぜなら薬剤師はこどものことを学ぶ機会がほとんどなく，ましてや医療的ケア児についても知る機会がないので「？」から始まることも多い．また，医療的ケア児で多数の薬剤が処方されることもある．入院時の持参薬鑑別する際に，母親が自分で 1 回分ずつホチキスどめをし，2 時間かかると言われたこともある．その辺りは薬剤師が介入し管理するのが仕事では？　と思った.

　そのような背景もあり，医療的ケア児の家族の負担を減らし，おもに介護・ケア・養育の中心となる母親が母親らしく自宅では過ごしてもらいたいという思いと，患者と家族が困らないようにという思いから医療的ケア児を中心に訪問薬剤管理指導も対応できる薬局を 2024 年 8 月に北海道石狩市に開局した．もちろんこれまでに，高齢者の緩和医療や在宅医療にもかかわっていたこともあるので全世代に対応できる．処方は粉薬が多いため，散薬ロボットを導入し，輸液の無菌調製もできるように無菌室も完備した．2025 年 4 月には近隣に小児科クリニック，重症児たちのショートステイとデイサービス，病児保育の施設「あいのかたち」が完成する予定であり，そちらとも連携し，地域で医療的ケア児たちが成長していける場所を一緒に作り上げていけたらと思っている.

（飯田祥男）

C 医療的ケア児の栄養管理

2 栄養補給量

2 エネルギー産生栄養素バランス

Point

▶ たんぱく質・脂質・糖質から産生されるエネルギーの割合を PFC 比という.

▶ 標準的な PFC 比は 15：25：60 がめやすである.

▶ 年齢や疾患によっても目標とする PFC 比は異なる.

　エネルギー産生栄養素(energy providing nutrients, macronutrients)は，たんぱく質，脂質，糖質の3つの栄養素のことを指し，これら3つの栄養素から摂取できるエネルギー量の割合のことを PFC 比という．PFC 比は適切な成長・発育やエネルギー代謝に関連する疾患の治療において重要な要素であり，こどもにおいては成長過程に応じたエネルギーや栄養素の必要量が変化することに加えて，代謝障害などの病態に応じた細やかな調整が求められることも少なくない．本項では，非蛋白質熱量/窒素(non-protein calorie/nitrogen：NPC/N)比を含む栄養バランスについて，こどもの代謝障害に対応した栄養管理の考え方と，たんぱく質(Protein)：脂質(Fat)：糖質(Carbohydrate)＝PFC 比の具体的な算出方法について概説する．

エネルギー産生栄養素のバランス(PFC 比)

　健常人の PFC 比は，食習慣や生活習慣，気候・風土などの影響を受けるため，国よっても異なるが(図 1)[1]，「日本人の食事摂取基準(2020 年版)」では，1 歳以上 18 歳未満では男女とも，たんぱく質(P)13〜20%，脂質(F)20〜30%，炭水化物(C)50〜65% を目標値として示している．炭水化物は糖質と食物繊維の総称であり，食物繊維からのエネルギー量(1〜2 kcal/g)を考慮する必要があるが，食物繊維の摂取量は全食事重量の5%程度であり，炭水化物＝糖質と考える．母乳や育児乳の PFC 比は 10：35：55 とたんぱく質比が低く，脂質比が高いが，固形食の増加に伴い，幼児期には上記の割合に近づいてくる．

エネルギー換算係数と PFC 比の算出

　PFC 比の算出には，エネルギー換算係数として Atwater 係数を用いる．Atwater 係数は 1890 年代にアメリカの栄養学者である Atwater が提唱した，たんぱく質 4 kcal/g，脂質 9 kcal/g，糖質 4 kcal/g というエネルギー換算係数である．この係数はたんぱく質，脂質，糖質の構成成分であるアミノ酸，脂肪酸，単糖などの種類を問わず使用できる．

　しかし，実際には，たんぱく質，脂質，糖質1g 当たりに産生するエネルギー量は，それぞ

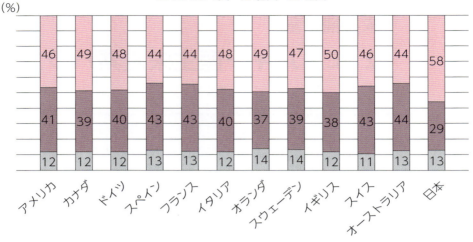

図1 諸外国の食事におけるエネルギー比（PFC比）

〔農林水産省：確報平成30年度食料需給表 5-2 国際比較　諸外国の国民1人・1日当たり供給栄養量（2013）（試算）．https://www.e-stat.go.jp/dbview?sid=0003417216（アクセス日：2024年8月31日）をもとに作成〕

れの食品によって若干の異なりがあり，食品成分表のエネルギー量と熱量係数を使って計算したエネルギー量との間に差異がある．そのため，エネルギー比の算出では，①Atwater係数を使ってエネルギー量を算出し，その合計値からエネルギー比を再計算する，②Atwater係数を使ってたんぱく質，脂質のエネルギー比を出し，その残りを糖質（炭水化物）のエネルギー比とする，などの方法があるが，常に決まった方法で計算することが必要である．

PFC比を使ったエネルギー配分の方法を図2に示す．PFC比が疾患管理上重要な場合は，エネルギー必要量に加えてPFC比を栄養管理計画に記載することが必須である．

糖原病やシトリン欠損症など糖質摂取量が栄養治療の可否となる場合には，糖質エネルギー比や糖質摂取量をまず決定してから脂質エネルギー比や脂質量を設定する場合もある．

非蛋白熱量/窒素比（NPC/N比）

NPC/N比は，アミノ酸の構成成分である窒素（nitrogen：N）1gに対する糖質と脂質から産生されるエネルギー量（kcal）の比率を示したもので，主として静脈栄養（PN）法の際にたんぱく質の利用効率の評価として用いられる．

たんぱく質（アミノ酸）には約16%の窒素を含んでおり，窒素1gはたんぱく質6.25gに相当するため，たんぱく質量（g）もしくは総アミノ酸量（g）を6.25で除し窒素量を算出する．投与エネルギー量からたんぱく質産生エネルギー量を差し引いたエネルギー量，もしくは含まれる糖質（一般的にはグルコース）から産生されるエネルギー量を窒素量で除したものがNPC/N比である．一般的なPNのNPC/N比は150〜200 kcal/gNであるが，腎機能低下や肝不全などのたんぱく質代謝不全がある場合は300〜500 kcal/gNとし，十分なエネルギー投与によってたんぱく質の利用効率を維持する．また，重度の熱傷や高侵襲下ではたんぱく質代謝が亢進するために80〜120 kcal/gNと十分なたんぱく質投与ができる輸液内容とする．

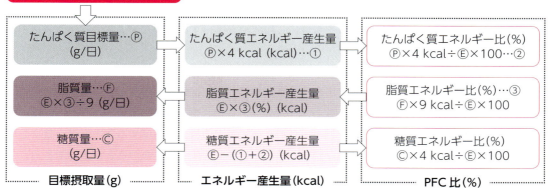

図2 PFC比の算出手順

たんぱく質の目標量は，体重当たりの目標量を基準に算出し①，それをAtwater係数で除してエネルギー比②を算出する．脂質は，エネルギー比20～30％③を基本に，最後に糖質エネルギー比を算出するのが一般的である．

病態に合わせたエネルギー比の調整

　小児期におけるエネルギー摂取量の不足は，成長・発達不良の大きな要因であり，状況によっては発達障害や生活習慣病の原因ともなり，過不足なく摂取することが非常に重要である．糖質，脂質，たんぱく質などの代謝に影響を与えるような代謝障害がある場合は，エネルギー必要量の充足のためにエネルギー比を調整する．

1. たんぱく質エネルギー比

　フェニルケトン尿症やメープルシロップ尿症のようなアミノ酸代謝異常がある場合は，食事で特定のアミノ酸のみを制限することは困難である．特定のアミノ酸摂取の制限が必要な場合は，たんぱく質摂取量の制限と，除去しなければいけないアミノ酸のみを除いた特殊ミルクなどを加える食事療法が基本となる．このような場合であっても食事バランスの評価としてたんぱく質エネルギー比は有用である．侵襲度の高い病態の場合は，最大たんぱく質比20％にまで上げた栄養管理が求められ，これはたんぱく質量が4～5 g/kg/日となるため，腎機能などの評価が必要である．

2. 脂質エネルギー比

　糖質の利用障害のあるシトリン欠損症や難治性てんかんやグルコーストランスポーター1（GLUT-1）欠損症に対しては，脂質エネルギー比を高くすることが，疾患管理として求められる．脂質エネルギー比を70％以上とするケトン食は治療食としても認められている．シトリン欠損症は，糖質が多く含まれる食品を忌避することが特徴であり，糖質摂取を標準的な量にまで増加させると症状が悪化する特徴がある疾患である．一般的にPFC比20：40～50：30～35を基本として脂質エネルギー比が高い食事を治療の一環として指導する．

3. 糖質エネルギー比

　脂肪の消化吸収障害や代謝異常を起因とする難治性下痢，炎症性腸疾患（inflammatory bowel disease：IBD），脂肪酸代謝障害などは，糖質エネルギー比を高くすることは必要エネルギーを充足につながる．しかし，1度に肝臓で代謝できる糖質量には上限があり，糖質エネルギー比

が高い食事は，頻回食や glycemic index の概念を取り入れるなど食事の工夫が求められる．糖原病Ⅰ型は糖質エネルギー比を 70％とする高糖質食が疾患管理として必要であるが，糖質の頻回摂取に加えて，糖質の消化吸収を緩慢にし血糖値を維持する目的で未加熱のコーンスターチを利用する．

＊　　　　＊　　　　＊

こどものエネルギー産生栄養素のバランス調整は，先天性代謝異常症などの疾患をもつこどもの成長や病態管理において重要な役割を果たしている．輸液管理時に必要な NPC/N 比の理解も含めて，エネルギー比の算出法やそれぞれの栄養素の特徴を理解するとともに，望ましいエネルギー比にするための具体的な調整方法についても知識としてもつことが重要である．

❖ 文献

1) 農林水産省：確報平成 30 年度食料需給表 5-2 国際比較　諸外国の国民 1 人・1 日当たり供給栄養量(2013)(試算). https://www.e-stat.go.jp/dbview?sid=0003417216(アクセス日：2024 年 8 月 31 日)

❖ 参考文献

・厚生労働省：日本人の食事摂取基準(2020 年版)Ⅱ 各論 1-1 エネルギー. https://www.mhlw.go.jp/content/10904750/000586556.pdf(アクセス日：2024 年 9 月 30 日)
・伏木　亨：組織における燃料. 細谷憲政(日本語版監修)：ヒューマン・ニュートリション　基礎・食事・臨床. 医歯薬出版，2004，40-58.

(藤谷朝実)

Column　医療的ケア児の口腔衛生環境の評価と栄養について

皆さんは濃厚流動食で虫歯が多発した医療的ケア児に出会ったことはあるだろうか？

低栄養になりがちな医療的ケア児にとって，エネルギーを少量でも効率的に摂取できる栄養豊富な濃厚流動食は必要なものとなる．しかし，医療的ケア児は摂食嚥下障害を合併する場合も多く，糖質を多く含む経口用の濃厚流動食がうまく嚥下できず口腔内に長時間とどまることがある．それらの糖質などの歯表面への付着による歯の損傷は甚大で，脱灰(歯の表面が溶ける)や虫歯を引き起こす[1].

ある医療的ケア児で多数の虫歯を認めた症例を経験した．その原因を探るなかでわかったことは，栄養補助で経口摂取していた濃厚流動食が嚥下障害により口腔内に停滞していたこと，そして逆流による胃酸＋濃厚流動食が歯に影響している可能性があるということであった．当院の栄養サポートチーム(NST)に問題提起し，チームの一員として問題解決に取り組んだ．現在の濃厚流動食の種類を再検討する必要があったため，NST で試行錯誤を行った結果，嚥下障害でも安全なゼリー状，かつ糖質カットで高タンパクな代替品の導入が決まった．この貴重な経験は筆者らが栄養と口腔の関係を見直すきっかけとなった．いまこそ「栄養」と「歯科」は結びつくべきである！

❖ 文献

1) 田中　恵，ほか：濃厚流動食の経口摂取により口腔環境の変化を生じた重症心身障害児(者)の 4 例. 障害者歯 2022；43：40-47.

(田中　恵)

C 医療的ケア児の栄養管理

3 栄養補給ルートの選択・摂食嚥下障害のあるこどもの栄養経路

Point

▶ 経口摂取が不十分な場合，「経腸栄養(EN)か静脈栄養(PN)か？」は消化管が機能しているかどうかによる．

▶ 消化管が機能している場合はEN(経口摂取と経管栄養)を行う．

▶ 消化吸収能が不十分であればPNを行い，PNの施行期間が2~4週間以上になる場合は中心静脈栄養(TPN)の適応となる．

栄養補給ルートは「静脈経腸栄養ガイドライン」に示されているように静脈栄養法と経腸栄養法がある．経口摂取のみで必要な栄養量が摂取できない場合，静脈栄養(PN)や経腸栄養(EN)による栄養療法が必要となる．エネルギー消費量あるいは必要量の60%以下しか摂取できない状態が1週間以上持続することが予想される場合には上記の栄養療法を考慮すべきである．腸が機能している場合はENを選択することを基準とする．ただし，ENが不可能な場合やENのみでは十分な栄養量を投与できない場合はPNの適応となる．絶食などPNのみで消化管が利用されない状態が数日以上続くと腸管粘膜の萎縮が起こり，bacterial translocation の原因となる．腸管粘膜の萎縮により機械的および免疫学的腸管バリア機能の低下を招き，感染性合併症の発生頻度が高くなることが多数報告されている．

栄養補給ルートの選択

栄養補給ルートの選択はこどもも成人とほぼ同様で，**図1**[1]，**2**[2]の手順で行われる．

経口摂取が不十分である場合は，消化管が機能しているか否かによってENとPNを選択する．

消化管機能とは必要な栄養量を消化・吸収できる機能を指し，十分な消化管の長さ(吸収できる消化管粘膜の面積)があり，十分な蠕動があり，さらに十分に消化・吸収できるための消化液の分泌と消化吸収部位が存在することを意味する．機能している場合はENに移行する．ENは経口摂取と経管栄養法に分けられる．経口的な栄養摂取が不可能あるいは不十分な場合は経管栄養を選択する．経管栄養法のアクセスルートには経鼻アクセスルート(経鼻胃管，経鼻十二指腸，経鼻空腸)と消化管瘻アクセスルート〔胃瘻，空腸瘻，経皮経食道胃管挿入術(percutaneous trans-esophageal gastro-tubing：PTEG)〕がある．2~4週間前後の短期間の栄養管理で十分な栄養摂取が可能となり，病状が安定するようであれば経鼻胃管，経鼻十二指腸あるいは経鼻空腸ルートの適応となる．一方，経管栄養が4週間以上の長期になる場合や長期になることが予想される場合は消化管瘻アクセスルート(可能な限り胃瘻が第一選択)を選択する(**図2**)[2]．

45

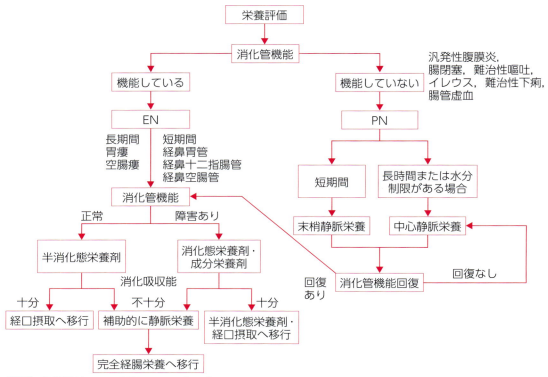

図1 栄養補給ルート選択のアルゴリズム

〔ASPEN Board of Directors and the Clinical Guideline Task Force：Guidelines for the use of parenteral and enteral nutrition in adult and pediatric patients. JPEN J Parenter Enteral Nutr 2002；26（1 Suppl）：1SA-138SA より改変〕

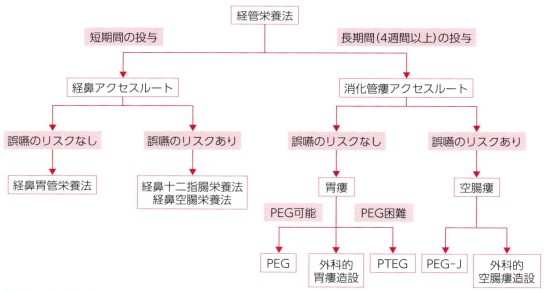

図2 経管栄養法選択のアルゴリズム

PEG：経皮内視鏡的胃瘻造設術（percutaneous endoscopic gastrostomy），PEG-J：経胃瘻的空腸瘻造設術（PEG-jejunostomy）．

〔信岡隆幸：栄養療法の選択基準．日本臨床栄養代謝学会（編集）：日本臨床栄養代謝学会JSPENテキストブック．南江堂，2021：200-207 より改変〕

投与栄養剤に関しては消化管機能検査を行い，正常であれば半消化態栄養剤を使用する．消化管機能検査で異常がある場合は消化態栄養剤あるいは成分栄養剤を使用する．消化吸収能が不十分であれば補助的に PN を併用する．

PN には末梢静脈栄養（peripheral parenteral nutrition：PPN）と中心静脈栄養（total parenteral nutrition：TPN）がある．米国静脈経腸栄養学会のガイドラインでは 2 週間以内の PN 施行時は PPN が行われる．

また，PN の施行期間が 2〜4 週間以上の長期になる場合や経静脈的に十分なエネルギー（高浸透圧）の輸液を投与する必要がある場合は TPN の適応となる．その後の消化管機能検査で機能の回復が認められれば EN に移行するが，回復が認められない場合は TPN を続けることとなる．

モニタリングとしての各種消化管機能（摂食嚥下機能）検査

医療的ケア児の経口摂取の評価に関しては姿勢保持や関節可動域（range of motion：ROM）などの把握が必要である．特に座位の保持困難や側弯などの体幹変形，上肢の運動障害，頸部の前傾困難などによる摂食嚥下障害をきたしていることが多い．さらに，口呼吸や口唇閉鎖不全などで口腔内乾燥をきたす場合が多く，この口腔内乾燥や唾液の分泌異常も摂食嚥下機能を妨げる．咀嚼，嚥下に欠かせない唾液分泌は口腔内免疫や呼吸器感染予防にも重要である．経口摂取の評価として，反復唾液嚥下テストや改訂水飲みテストがある．実際には医療的ケア児からの協力が得られない場合が多いため，味覚刺激による唾液嚥下誘発テストで頸部聴診法を用いて嚥下を評価する．

摂食嚥下機能評価では，嚥下造影，嚥下内視鏡検査，超音波検査などを行うが，詳細は他書を参照されたい．

各種栄養補給ルートの特徴

1. 経腸栄養（EN）

a. 経鼻胃管・経鼻十二指腸アクセスルート・経鼻空腸アクセスルート

経鼻胃管や経鼻空腸チューブの挿入には原則として透視下か内視鏡補助下で行う必要があり煩雑である．自己抜去された場合，中途半端な抜去の場合は誤嚥の危険性がある．経腸栄養剤の浸透圧は 300〜800 mOsm/L と高いため，腸内での水分を吸収し，腸内水分量が増加することにより下痢をきたす．また，胃内投与時は胃がリザーバーの役目をするため問題ないが，十二指腸や空腸への投与では 100 mL/時間を超えると下痢をきたしやすくなる．十二指腸や空腸への投与は注入ポンプを使用する必要がある．経管栄養は強制栄養であるため胃食道逆流（gastroesophageal reflux：GER）による誤嚥の危険性がある．これを防止するためには注入時の体位が重要で，一般には投与中，投与後 2 時間は座位またはベッドを 30〜45 度挙上させておく必要がある．使用するカテーテルは 5〜12 Fr の細いものを使用すべきであるが，細いと閉塞をきたしやすくなる．使用前後のカテーテル内フラッシュを行う場合，無理に圧をかけず，抵抗があればチューブの交換を行いたい．咽頭内に常にチューブが存在するため，その刺激による咽頭炎や誤嚥のリスクが増す．適応はできる限り短期間での使用を推奨している．

b. 経皮経食道胃管挿入術（PTEG）

経皮的頸部食道から胃内へカテーテルを挿入するもので，超音波ガイド下に行われる．咽頭への直接的なカテーテルによる刺激がないため咽頭炎や誤嚥のリスクは経鼻アクセスルートより少なくなる．そのため，経口摂取への回復リハビリテーションには有利である．

c. 胃瘻・空腸瘻

チューブ挿入部の瘻孔周囲炎などの合併症がある．PTEG 同様に，咽頭へのチューブによる直接刺激がなくなるため咽頭炎や誤嚥のリスクは経鼻アクセスルートより少なくなる．そのため，PTEG 同様に経口摂取への回復リハビリテーションには有利である．胃瘻や空腸瘻を造設すると経口摂取ができなくなると勘違いされることが多いが，これらのアクセスルートは経口摂取を可能にするための一時的な処置でもあり，不要となれば抜去することが可能である．また永久的に利用することも可能である．

2. 静脈栄養（PN）

a. 末梢静脈栄養（PPN）

輸液の浸透圧による静脈炎を防ぐために十分な栄養量を投与することは不可能である．短期間の PN であれば PPN で可能であるが，長期間の場合は TPN に移行する必要がある．

b. 中心静脈栄養（TPN）

長期間の PN が必要な場合は TPN で十分な栄養量を投与することが可能となる．ただし，その間絶食の場合は腸管粘膜萎縮が起こり，bacterial translocation からカテーテル関連血流感染（catheter-related blood stream infection：CRBSI）をきたす可能性がある．成人では CV ポートや末梢留置型中心静脈カテーテル（peripherally inserted central catheter：PICC）が多用されているが，厳重な無菌管理が必要である．

❖文献

1) ASPEN Board of Directors and the Clinical Guideline Task Force：Guidelines for the use of parenteral and enteral nutrition in adult and pediatric patients. JPEN J Parenter Enteral Nutr 2002；26(1 Suppl)：1SA-138SA.
2) 信岡隆幸：栄養療法の選択基準．日本臨床栄養代謝学会（編集）：日本臨床栄養代謝学会 JSPEN テキストブック．南江堂，2021：200-207.

❖参考文献

・飯島正平，江上　聡，丸山道生，川崎成郎，土岐　彰，井上善文：トラブルを予防できる，対処できる！ 外科ナースのための栄養管理ケアガイド TPN から PEG まで．消外 Nurs 2010；15：228-290.

（土岐　彰）

C　医療的ケア児の栄養管理

4

栄養補給方法

1　経腸栄養剤・特殊ミルク

Point

▶ こどもの状態や疾患にあわせて，経腸栄養剤や特殊ミルクを選択する．

▶ 経腸栄養剤や特殊ミルクのみでの栄養管理では，欠乏に留意すべき栄養素がある．

▶ こどもの成長にあわせて，栄養メニューの再調整が必要である．

　経腸栄養(EN)は，経口摂取困難，消化管の通過障害，消化管の消化・吸収障害等によって，経口のみでは十分な栄養の摂取が難しい場合に用いられる．EN には経腸栄養剤や特殊ミルクなどが使用されるが，こどもの年齢，疾患や状態に合わせて，選択する必要がある．

経腸栄養剤の種類と選択

　経腸栄養剤は，窒素源の違いによって「成分栄養剤」「消化態栄養剤」「半消化態栄養剤」に分けられ，成分栄養剤はアミノ酸，消化態栄養剤は低分子ペプチド，半消化態栄養剤はポリペプチドまたはたんぱく質で構成されている(表1)．

1.　成分栄養剤

　成分栄養剤に分類されるものは，医薬品であるエレンタール®，エレンタール® P，ヘパン ED® の 3 種のみである．エレンタール® は消化吸収能が低下している場合，難治性の下痢の場合に使用され，ヘパン ED® は肝不全用の成分栄養剤である．また，エレンタール® P は原則として 2 歳未満で使用されている成分栄養剤で，アミノ酸の組成は母乳に似た構成となっている．エレンタール® とエレンタール® P の栄養成分組成を表1に示す．脂質含有量はエレンタール® P の方が多いが，いずれの栄養剤も必須脂肪酸欠乏にならないように注意が必要である．また，セレンも含有していないことから，長期的使用の場合はセレン欠乏の予防も考慮するべきである．

2.　消化態栄養剤

　消化態栄養剤は半消化態栄養剤よりも吸収効率がよく，成分栄養剤よりも浸透圧が低いため浸透圧性下痢を引き起こしにくい．薬剤のツインライン® NF は脂質エネルギー比が 25％であり，一般的なバランスで含有している点が特徴である．食品の消化態栄養剤としては，無脂肪のペプチーノがあり，消化吸収障害や Crohn 病に用いられる．

3.　半消化態栄養剤

　半消化態栄養剤は窒素源がたんぱく質であることから，消化機能が必要となる．また食物繊維も含まれており，その効果によって便性の改善を期待することができる．しかし，栄養剤によっては，便性が悪化する場合もあり，数日使用しても改善がみられないようであれば栄養剤

表1 経腸栄養剤の種類と栄養成分（100 kcal 当たり）

窒素源 （たんぱく質）	成分栄養剤		消化態栄養剤	半消化態栄養剤				
	アミノ酸		アミノ酸 ジペプチド トリペプチド	たんぱく質 ポリペプチド				
消化	不要		ほぼ不要	多少必要				
商品名	エレンタール®	エレンタール® P	ツインライン® NF	エンシュア® H	エネーボ®	ラコール® NF	イノラス®	アイソカル® 1.0 ジュニア
形状	粉末	粉末	液体	液体	液体	液体	液体	液体
1 mL 当たりの熱量（kcal）	−	−	1	1.5	1.2	1	1.6	1
たんぱく質（g）	4.4	3.1	4.1	3.5	4.5	4.4	4.0	2.8
脂質（g）	0.17	0.9	2.8	3.5	3.2	2.2	3.2	3.3
食物繊維（g）	−	−	−	−	1.2	−	1	1.7
カルシウム（mg）	53	110	44	53	97	44	89	100
鉄（mg）	0.6	1.6	0.63	0.9	1.5	0.63	1.2	1.0
亜鉛（mg）	0.6	0.9	0.95	1.5	1.5	0.64	1.3	1.0
銅（mg）	0.07	0.12	0.02	0.1	0.16	0.13	0.1	0.1
セレン（μg）	−	−	1.2	−	6.7	2.5	5.7	3.0
カルニチン（mg）	−	−	−	−	11	−	17	20
ビオチン（μg）	13	21	3.9	15.2	4.3	3.9	5.6	4.2
ヨウ素（μg）	5.1	7.9	−	−	−	−	14.4	10
浸透圧（mOsm/L）	761 (1 kcal/ mL)	616 (1 kcal/ mL)	470〜510	約540	約350	330〜360	約670	335

を再検討することも必要である．半消化態栄養剤は，成分栄養剤や消化態栄養剤よりも多種あるが，こどもを対象としたものは食品扱いのアイソカル® 1.0 ジュニアのみで，在宅で使用したい場合は自費購入となり，経済的な面を考慮した検討が必要である．

4. 経腸栄養剤の選択

　経腸栄養剤の選択は，基本的に消化機能が低下または未発達の状態であれば，成分栄養剤→消化態栄養剤→半消化態栄養剤の順で選択し，消化機能に問題がなければ，半消化態栄養剤を使用して，消化機能を維持する．イノラス® が唯一日本人の食事摂取基準で設定されている栄養素をすべて含有している半消化態栄養剤であり，医薬品扱いとなるため，栄養管理の第一選択として考えてよい．ただし，高濃度であることから別途水分補給を考慮すべきである．また，イノラス® でどうしても排便に難渋する場合は，別の栄養剤を考慮すべきであるが，イノラス® 以外の薬剤の栄養剤では添加されていない栄養素もあることから，欠乏予防の方法（ヨウ素補充の昆布茶，セレン補充のサプリメントなど）も検討するべきある．また単一の栄養剤ではなく，イノラス®＋エネーボ® のような組み合わせも検討の余地がある．

特殊ミルクの種類と選択

特殊ミルクの分類は，おもに先天代謝異常症の治療に用いられる登録特殊ミルク（18品），難治性てんかん，内分泌や腎疾患，消化器疾患に用いられる登録外特殊ミルク（9品），医療保険が適応される医薬品（2品）に加えてアレルギー疾患などに使用される市販品（7品）がある．詳細は母子愛育会特殊ミルク事務局のホームページで確認することができる．この適応疾患の違いにより，同じミルクであっても取り扱いが登録特殊ミルクと登録外特殊ミルクの両方に含まれるミルクもある．登録・登録外の特殊ミルクは特殊ミルク事務局で管理されており，主治医が事務局に申請することで対象疾患患児にミルクを製造している乳業会社より無償で提供される．

セレン，ビオチン，カルニチンが添加されていない特殊ミルクの長期間使用ではこれら栄養素の欠乏に留意が必要である．また，栄養組成は乳児を対象とした組成となっているため，幼児期以降にも継続して使用する場合には，脂質の過剰やたんぱく質の不足などに陥りやすく，栄養のアンバランスを引き起こしやすいため，他の食品の摂取量も踏まえた全体的な栄養摂取量の評価が重要となってくる．

牛乳アレルギー用ミルクとして4種類の市販ミルクがあり，各々に特徴がある．ミルフィー®HP（最大分子量3,500）とニューMA-1（最大分子量1,000）は牛乳のたんぱく質を酵素で分解した加水分離乳であるが，最大分子量が大きいほうが一般ミルクに風味は近いが，アレルギー反応は起きやすい．エレメンタルフォーミュラ®はたんぱく質をアミノ酸まで分解したミルクのためもっともアレルギー反応を起こしにくいが，アミノ酸独特の風味と脂質含有量が少ない特徴がある．和光堂ボンラクトiは，乳たんぱく質を使用せず大豆たんぱく質を使用しており，大豆アレルギーがない場合に適応となる．

*　　　　*　　　　*

医療的ケア児では，経腸栄養剤と特殊ミルクの両方を使用することがある．それぞれの特徴を把握して，こどもの発育にとって必要なエネルギーと栄養素が過不足なく摂取できているかの評価を行う．そして，成長とともに必要な栄養量は変化していくため，漫然と同じ栄養メニューで栄養補給を継続せず，定期的に栄養状態の再評価を行い，栄養メニューを再考していくことが大切である．

❖参考文献

- ・惠谷ゆり：経腸栄養．日本小児栄養消化器肝臓学会（編集）小児臨床栄養学．改訂第2版，診断と治療社，2018：376-380．
- ・鳥井隆志：経腸栄養剤．笠井正志（監修）：小児栄養のトリセツ．金原出版，2024：132-134．
- ・特殊ミルク情報 2024；59：78-79．
- ・付録特殊ミルクリスト，特殊ミルク成分表．日本小児医療保健協議会（四者協）治療用ミルク安定供給委員会（編集）特殊ミルク治療ガイドブック．診断と治療社，2020：124-137．

（藤本浩毅）

C 医療的ケア児の栄養管理

4 栄養補給方法

2 ミキサー食

Point

▶ ミキサー食は生理学的観点からも医療的ケア児の健康維持に貢献できる.

▶ ミキサー食は家族と同じ食事をともに楽しむことができる.

▶ こどもと家族の生活に合わせた無理のない注入プランを検討する.

ミキサー食とは

　人が普段食べている料理をミキサーで粉砕して粒のない滑らかな性状にし，咀嚼が不要で経口摂取できたり，チューブ閉塞することなくそのまま経管注入（おもに胃瘻注入）できるようにした食事である．通常の食事と同様に，調理に使う食品の組み合わせによって摂取できる栄養価は異なり，調理法によってそれぞれの味や香りを感じることができる．

ミキサー食の生理的機序

　家族とともに食事を味わうことは腸脳相関が促され消化吸収がスムーズに進み，生理学的観点からも健康維持に貢献できる．これには，口腔内だけではなく消化管に発現する味覚受容体の機能が関与している[1]．多様な食事であるミキサー食の摂取は，経管注入であっても既成の栄養剤とは異なり，腸内細菌叢に有益な影響を与えることが報告されている[2]．また，腸内細菌叢は腸管でのセロトニンの生合成を制御し，セロトニンは腸管運動を制御する．ミキサー食は多様な食事を摂取することにつながり，単一の経腸栄養剤に比較してより生理的なのである．

ミキサー食のメリット・デメリット

　ミキサー食のメリット・デメリットを**表1**・**図1**に示す.

表1 ミキサー食のメリット・デメリット①

メリット	デメリット
●家族と同じ食事を楽しむことができる ●症状・徴候の改善ができる 　胃食道逆流，便性（下痢・便秘） 　皮膚・爪・毛髪 　微量栄養素や食物繊維の不足や欠乏 ●対応の多様化 　食物アレルギーにおける食物除去 　病態特性に対する栄養バランスの調整 ●その他 　注入時間の短縮 　胃瘻からの液漏れ改善	●調理や後片付けに手間がかかる ●チューブの閉塞のリスク ●摂取栄養量の適正把握が困難 ●栄養密度（栄養当量）の低下 ●便秘や食物アレルギーのリスク 　　　　　↓ 【改善策】 ●ベースライス法ミキサー食による栄養当量の維持 ●十分に粉砕し粒や繊維が残らないようにする ●食物アレルギーの頻度が高い食品は少量ずつ様子を見ながら増量する

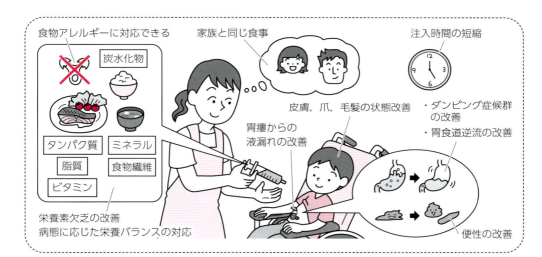

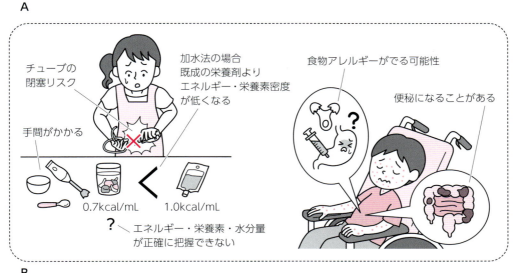

図1 ミキサー食のメリット・デメリット②
A：メリット．B：デメリット．

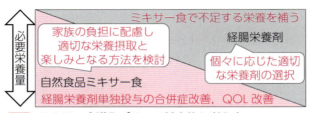

図2 ミキサー食導入プランの基本的な考え方

ミキサー食導入の栄養プラン

ミキサー食は毎日，毎食実施できなくてもよく，それでも導入することのメリットは大きい．通所・通学やリハビリテーション，ヘルパー支援，家族の用事など，個々のスケジュールに合わせて，1日1食や週に1日～数日のペースなどこどもと養育者が無理なく実施できる補給プランを考える．

① 医療的ケア児の現状の食生活全般を聞き取り，栄養アセスメントを行う（参照 C-1 医療的ケア児の栄養評価）．
② 1日に必要なエネルギー量の内，嚥下調整食など経口で無理なく摂取できる量を評価し，経口摂取できるタイミング，回数を決める．
③ 経口摂取で不足するエネルギー量を推定し，経管注入のタイミング，回数，1回の投与エネルギー量を割り出す．
④ ③の経管注入で，たとえば通所先の昼食時や家族と一緒の夕食時など，ミキサー食の注入が可能なタイミングを見つける．
⑤ これまで投与していた1回の注入量をめやすに，無理のない量からミキサー食注入を開始して，腹部膨満感，悪心，嘔吐などが無ければ漸増していく．
⑥ 経口摂取している場合は，経口摂取後，または，経口摂取しながらミキサー食をゆっくり（こどもが食事を食べるペースで）注入する．ミキサー食はそのまま経口摂取もできるので，食事時間中に食べられるだけ食べたあと，残りをそのまま注入することもできる．食べ残しは時間を置くと細菌が繁殖するので注意する．
⑦ ミキサー食で不足するエネルギー量は，こどもに合った経腸栄養剤を用いて補う．
⑧ ミキサー食も栄養剤も，できるだけ本来の食事タイミング（朝，昼，おやつ，夕）に合うように注入するのが生理的で望ましい．
⑨ 1回に注入可能な量が，必要栄養量に満たない場合は，エネルギー密度の高い栄養剤を用いたり，注入回数・時間を増やすなど対応を検討する（図2）．

ミキサー食の作り方

＜用意するもの＞

家族と同じ食事，ミキサー（表2），ミキサー食用の器，ゴムベラ（容器から器に移す），計量カップ，注入用のシリンジ（または，簡易懸濁用の経管投与ボトルで代用）

表2 ミキサー・ブレンダーの種類と特徴

種類	ミキサー（据え置き型）	ミルサー	ハンドブレンダー
特徴	・大量に作る場合に適する ・お粥や野菜ポタージュなど大量に作って小分けしたものを冷凍保存しておくと便利 ・少量の粉砕には向かない	・少量を作る場合に適する ・耐熱性の製品は，加工した食材を容器に入れたまま電子レンジで加熱できて便利 ・調理途中で粉砕状況の確認がしにくい	・直接鍋やボールに入れても調理でき，少量でも粉砕できる ・調理途中で粉砕状態を確認でき，途中で加水もできる ・メーカーによってできあがりの滑らかさに差がある
製品例	バイタミックス（アントレックス）　ファイバーミキサー（パナソニック）　マジックブレット（ショップジャパン）　マルチシェフミルブレンダー（三栄コーポレーション）ミキサーとミルサーの機能あり	サイレントミルサー（岩谷産業）	マルチクイック　ハンドブレンダー（BRAUN）

表3 使うと便利なもの

種類	製品例	特徴
酵素入りゲル化剤	スベラカーゼ（フードケア）	滑らかさやまとまりを付与する
酵素剤	おかゆヘルパー（キッセイ薬品工業）	べたつきを抑えて適度な粘度にする
ゲル化剤	ミキサーゲル（宮源）	べたつかずにゼリー状にする
とろみ剤	つるりんこ（森永乳業クリニコ）	とろみをつけてまとまりやすくする

＜作り方＞

　ミキサー食にする料理を選択して，だし汁やスープ，水などで加水し，ミキサーで粒のない滑らかな状態になるまで攪拌粉砕する（ミキサーによって連続使用できる時間が異なるので取扱説明書を確認する）．料理によって，調整食品（**表3**）を添加して攪拌し適度な性状に調整する．

　ミキサー食のレシピ等については文献を参照されたい[3,4]．

　ここでは，ベースライス法ミキサー食を紹介する．

ベースライス法ミキサー食とは

　加水法ミキサー食の容量当たりの栄養価が栄養剤よりも低くなる問題の改善と，お粥や軟菜料理を作る手間を減らすために，**図3**の方法でベースライス（家族と同じ通常の米飯に酵素剤を加えて液状にしたもの）を作って，副食と合わせてミキサー食にしたものである．実際にベースライス法ミキサー食を導入した患者の導入前後の臨床データを比較すると，エネルギー摂取量が有意に増加し，血清アルブミン値，便性，嘔吐症状の有意な改善が見られ，満足度が向上している[5]．

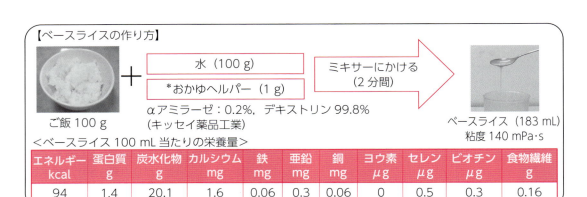

図3 ベースライスとベースライス法ミキサー食の作り方

＜ベースライスの応用編＞
・ベースライスはベタつきのない液状のため，経鼻胃管の細いチューブでも手押しで注入できる．
・ベースライスを作るときの水をだし汁やみそ汁などで代用できる．
・お鍋の〆の雑炊は，水分を足さずにおかゆヘルパーだけを入れてミキサーにかけると簡単に注入できる．

❖ 文献
1) 石田雄介，ほか：消化管の味覚センサー(味覚受容体)．臨栄 2016；128：801-806.
2) Katagiri S, et al.：Homemade blenderized tube feeding improves gut microbiome communities in children with enteral nutrition. Front Microbiol 2023；14：1215236.
3) 神奈川県立こども医療センター NST ミキサー食注入プロジェクトチーム：胃ろうからミキサー食注入のすすめ．https://kcmc-nst.com/nst/wp-content/uploads/2023/10/mixer1403.pdf(アクセス日：2024年12月3日)
4) 小沢　浩，ほか(編集)：おかあさんのレシピから学ぶ 医療的ケア児のミキサー食．南山堂，2018.
5) 西本裕紀子，ほか：ベースライスを用いた新規胃瘻注入用ミキサー食の重症心身障がい児(者)における臨床的有用性の検討．日静脈経腸栄会誌 2018；33：647-653.

（西本裕紀子）

C 医療的ケア児の栄養管理

4 栄養補給方法
3 形状調整食

Point

▶ 人にとって食べるという行為は単なる栄養補給にとどまらず，成長やコミュニケーションにかかわる基本的人権であり，こどもと家族の幸福に大きく寄与する．

▶ 経口摂取支援を行うことで，全身状態や生活リズムを整え，医療的ケアの軽減・卒業にも結びつくため，医療的ケア児においても積極的に取り組む．

▶ 安全に配慮した形状調整食は不十分な機能を補完し，スモールステップで口腔嚥下機能の発達を促すことができる．

医療的ケア児にとっての経口摂取支援の意義

　食事を楽しむことはこどもとその家族にとっての大切な権利であり，発達期にあるすべてのこどもに食支援が必要である．

　経口からの栄養摂取は生理的であり，成長発達に寄与する役割は大きいため，可能な限り試みる．経口摂取機能を獲得/維持できれば不必要な医療的ケアや手術を避けることにもつながり，本人と家族の生活の質に影響を与えるため，諦めずに取り組む必要がある．

　唾液の嚥下状態が良好で咳嗽反射が明確に認められる場合は，経口摂取を安全に実施可能である．食事形態や食事姿勢の調整を行い安全に摂取できる方法を確立していく．唾液の嚥下状態が不良で吸引を頻回に必要とする場合は経管栄養が主になるが，病態が安定すれば学童期以降に経口摂取が可能となる場合もあるため，漫然と経管栄養を続けることなく，楽しみの一口を実現するための支援を行う．

経口摂取を見据えた経管栄養法

　経口摂取の練習を始めるために，経管栄養による悪影響がある場合はそれを軽減し，本人が意欲的に食に向き合える環境を整える．

1. 注入量や回数の見直し

　注入量の過剰や頻回注入により嘔吐や持続的高血糖をもたらしている場合がある．適切な投与量に変更し，半固形短時間摂取法の導入や，注入間隔を考慮することで，食欲を感じるタイミングをつくる．

2. 注入内容の見直し

　嘔吐，下痢，ダンピング，分泌物増加などの症状がみられる場合は，栄養剤の見直しを検討

するとともに，半固形栄養法やミキサー食注入の導入も視野に入れる．

ミキサー食の導入は様々な食事の香りや見た目に触れることで食物に興味をもつことにつながる．

機能を補完し発達を促す発達期嚥下調整食分類 2018

不適切な食形態は，窒息や誤嚥のリスクを高めるが，適切に形状調整された食事は，安全を担保しながら，口腔機能の発達を促すことができる．

乳などの液体を飲むことから固形物を食べる機能を獲得するためには，新しく経験する食事の性質（固さ，大きさ，粘度，粒度感など）を自ら感じとり，その性質に応じた舌や顎の動かし方を学んでいく必要がある．

「授乳・離乳の支援ガイド」では固さをもとにして，舌の押しつぶしや歯ぐきのすりつぶしなどの口腔機能の発達を促すために「なめらかにすりつぶした状態」から「舌でつぶせる固さ」「歯ぐきでつぶせる固さ」「歯ぐきで嚙める固さ」へと順次提供する食事の固さを変化させていくことを推奨している．それぞれの固さの例として穀類は「つぶし粥」「全粥」「軟飯」があげられているが，副食（おかず）に関しての具体的な記載がない．一般的によく例えられる例としては豆腐，バナナ，肉団子などであるが，それらの形状にすべての食材を加工することは難しく，実際はすべての食材を一緒にミキサーにかけてドロドロにするか，やわらかく煮た野菜や肉魚を刻んだものにとろみをつけたりして提供していることが多い．

しかし麻痺や筋力低下，運動の協調性，口腔咽喉頭構造の異常がある場合は，食物をつぶす食塊の形成や保持，送り込み，嚥下の機能不全があり，ドロドロのペーストは粘膜付着性が強く舌表面や口腔粘膜に張り付いてしまい送り込みしにくい．水分で希釈し付着性を軽減すると誤嚥を起こしやすい[1]．一方で刻んだ食物は口腔咽頭内の残留などでむせや嘔吐反射を誘発する．

そこで発達期嚥下調整食分類2018では不足する機能を補完する食事の形状にして，緩徐にステップアップできるような食形態が提案された．図1に離乳食と発達期嚥下調整食分類2018の関連の模式図を示す．

味や見た目をよくして食べる意欲を引き出すことや，栄養密度を高くして少量で効率よく栄養が取れるような加工法も提案されている．詳細は日本摂食嚥下リハビリテーション学会ホームページを参照されたい[2]．

発達期嚥下調整食分類 2018 の説明と適用の仕方

主食と副食にそれぞれ4種類ずつの分類があり，発達段階や嗜好に対応しやすく，発達に応じて段階を進めやすい工夫がされている．主食と副食のどちらか一方ずつ変化させることで緩徐なステップアップが可能となる．

1. 主食

均質な形態として「ペースト粥」「ゼリー粥」，粒のある不均質な形態として「つぶし全粥」「つぶし軟飯」がある．

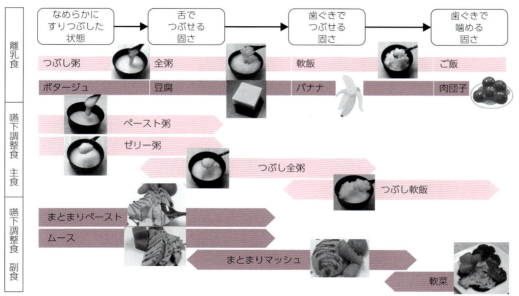

図1 離乳食と発達期嚥下調整食分類 2018 の関連模式図 ［口絵 1 p.ⅱ］

・舌の押しつぶしを促すためには「ゼリー粥」や「ペースト粥」を適用するとよい．送り込み力が弱い場合は「ゼリー粥」を，口腔内保持力が弱い場合は，ペースト粥を適用する．
・歯茎のすりつぶしを獲得していく段階では，「つぶし全粥」「軟飯」を適用する．つぶすことで飯粒が分離しにくくなり，口腔内残留を防ぐことができる．全粥，軟飯で対応できる場合は，そのままでもよい．

2. 副食

なめらかで均質な形態として「まとまりペースト」「ムース」，粒の食感が混ざる不均質な形態として「まとまりマッシュ」「軟菜」がある．
・舌の押しつぶしを促すためには「まとまりペースト」や「ムース」を適用するとよい．
・舌の左右の動きや歯茎でのすりつぶしを獲得していく段階では，刻んだ食物をまとめてばらけないようにした「まとまりマッシュ」を適用すると良い（**図2** 加工例）．
・歯ぐきで噛むことを促す場合，軟菜を適用する．食塊形成能が不十分な場合は，軟菜を押しつぶしご飯と軽く混ぜるだけでも食べやすくなる．

まとまりや付着性を調整する食品

ミキサーにかける際や食事提供時に粘度調整補助食品を加えることで，付着性を抑えて食物をまとめたり固めたりすることができる．これらをうまく使い分けることで，粘性や弾力，粘膜付着性などの性状を程よく調整することができる．
〈粘性を付加することができる食品〉芋類，穀類，片栗粉，とろみ調整食品（つるりんこ，トロミクリア，ネオハイトロミールⅢ，ソフティア® S など）
〈固形化に利用できる食品〉すり身，卵，寒天，ゼラチン，葛粉，ゲル化食品（ミキサーゲル，イナアガー，ミキサー＆ソフト，まとめるこ easy，ミキサーパウダーなど）

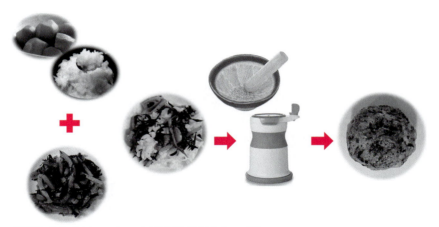

図2 まとまりマッシュの加工例［口絵2 p.ⅱ］
ご飯（または里芋）とおかずを手元で軽く混ぜたのち，ハンドマッシャー（例 OXO Tot ペーストメーカー）やすり鉢で押しつぶす．
繊維のある根菜や肉魚などのどんな食材も柔らかくマッシュ状に仕上げられ，家族と同じ食事が楽しめる．

〈デンプンの粘りを抑制しつつ固形化する食品〉（酵素入りゲル化剤）スベラカーゼ，ソフティア®U，ホット＆ソフトなど
〈デンプンの粘りを抑制する食品〉酵素パウダー，おかゆヘルパーなど

　　　　　　　　　　　＊　　　　＊　　　　＊

　こどもの摂食機能が発達できるかの大きなカギは，食事をおいしく，心地よいと感じられることにある．こどもの摂食機能の発達にあわせたスモールステップは安全を担保し，安心して次のステップへのチャレンジができる．「おいしい，もっと食べたい」という意欲が引き出せるよう，食物という最適な食育の教材を使いこなせるようにしていきたい．

❖ 文献

1) 淺野一恵，ほか：嚥下障害を有する重症心身障害児者に対する新しいペースト食の開発．日摂食嚥下リハ会誌 2012；16：182-191.
2) 日本摂食嚥下リハビリテーション学会医療検討委員会：発達期摂食障害児(者)のための嚥下調整食分類 2018．https://www.jsdr.or.jp/wp-content/uploads/file/doc/formuladiet_immaturestage2018.pdf（アクセス日：2024年9月30日）

（淺野一恵）

D

医療的ケア児の栄養管理各論

D 医療的ケア児の栄養管理各論

栄養障害

1 たんぱく質・エネルギー低栄養状態

Point
- ▶ 医療的ケア児はたんぱく質・エネルギー低栄養状態（PEM）のリスクを伴う.
- ▶ 身体測定を中心に栄養評価を繰り返し行う.
- ▶ 個々の身体的, 社会的状況に沿った栄養投与を考慮する.

医療的ケア児におけるたんぱく質・エネルギー低栄養状態（PEM）の要因[1]

ほぼすべての医療的ケア児はたんぱく質・エネルギー低栄養状態（protein energy malnutrition：PEM）に陥るリスクを包含している. 以下にその要因を提示する（図1）.

1. 栄養摂取内容を児以外の医療者や社会環境に大きく依存している

成人であれば, 必要な栄養基質を考えて摂取することができるが, 医療的ケア児（小児全般にもいえるが）においては, 医療者や周りを支える人間がある程度このこどもの必要な栄養投与内容を考える必要があり, 過不足に陥りやすい. また, こどもの社会的環境によって理想の栄養投与が難しい状況も存在する（たとえばある施設では, ミキサー食の投与が困難である, など）.

2. 口腔機能（摂食嚥下機能）低下

医療的ケア児の口腔歯科的な問題は悩ましい, 安静を保ちつつ歯科診療や口腔ケアを受けることができないこどももたくさん存在する. 咀嚼を行ううえでの歯列の欠如や齲歯のリスクは高く, これらは栄養障害につながる. また, 神経発達遅延や口腔〜上部消化管運動機能低下をもつこどもも存在し, これらは摂食嚥下障害につながるため栄養障害を引き起こす.

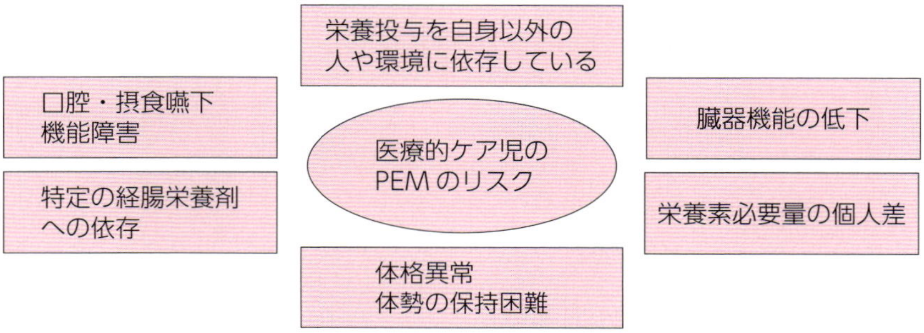

図1 医療的ケア児の PEM に陥るリスク要因

- 栄養投与を自身以外の人や環境に依存している
- 口腔・摂食嚥下機能障害
- 特定の経腸栄養剤への依存
- 医療的ケア児のPEMのリスク
- 臓器機能の低下
- 栄養素必要量の個人差
- 体格異常 体勢の保持困難

3. 経腸栄養剤への依存

　特に重症児では，特定の経腸栄養剤を投与する状況が存在する．わが国においては小児用の半消化態経腸栄養剤(アイソカル® 1.0 ジュニア)が食品扱いということもあり，医療費の観点から投与されにくい状況がある．また，消化吸収機能や食物アレルギーの観点より消化態栄養剤(成分栄養剤)の処方が必要なこどもも存在する．特定の経腸栄養剤を使用し続けることによる弊害は大きく2つある．1つは経腸栄養剤に含まれていない栄養素の欠乏症を発症しうること(特に消化態栄養剤や成分栄養剤は注意が必要)，もう1つはたんぱく質やエネルギー，電解質，ビタミン類のアンバランス(特に小児用以外の経腸栄養剤では注意が必要)である．

4. 体格異常や体勢の保持困難による消化管通過障害(胃食道逆流を含む)

　立位が保持できず，臥位で過ごすこどもでは，物理的に胃食道逆流のリスクが高まる．また見た目には評価しにくいが，頸椎から腰椎までの側弯や前後方向の位置変化は，腸管内容の消化管通過障害を引き起こし栄養投与の障害となる．

5. 個々による栄養素の必要性の差

　脳と筋肉はエネルギーを多く消費し，その機能低下(脳神経障害や臥位による筋力低下)によりエネルギー必要量は低くなる，逆に筋緊張が亢進する状況ではむしろエネルギー必要量が増大している可能性もある．たんぱく質においては，エネルギー必要量の如何にかかわらず内臓機能維持のためにはある程度は必要である一方，腎機能障害をもつこどもでは過剰な摂取に注意が必要である．このようにたんぱく質とエネルギー必要量のバランスが医療的ケア児によって変化するため，状況や年齢に応じた栄養投与量設定が必要となる．

6. 臓器機能の低下

　医療的ケア児では，種々の臓器機能障害を併存している場合がある．呼吸不全や心不全では呼吸努力の程度によって経口摂取が困難となり，肝腎機能低下によってはたんぱく質の過不足や血糖異常を併発しやすい．いずれの臓器機能低下も PEM へとつながる危険性がある．

○ 様々な栄養評価方法[2] (表1)

1. 身体計測(身長，体重，頭囲，など)による栄養評価

①体重

　小児の栄養評価として最も重要であり，かつ頻用される．ある程度の年長児においては身長と組み合わせた BMI を栄養評価の指標として使用できる．一方，浮腫や輸液など栄養投与以外の因子でも変化しやすいことには留意しておく必要がある．

②身長

　体重と比し，より慢性的な栄養障害を反映するために，身体への影響はより深刻となる．輸液や脱水などの医療行為の影響は受けにくいが，その変化をみるためには長期の(月単位)時間が必要である．

③頭囲

　特に幼児期までの頭囲の成長は知能発育と関連するといわれ重要である．身長の Z score の変化とおなじ動きをする傾向にある．

表1 栄養評価方法のまとめ

	項目名	利点	欠点
身体計測	体重	最重要とされる項目の1つ 急性期から慢性期の栄養状態を反映する	急性期医療では輸液や脱水などの水分の増減で修飾されてしまう 児によっては測定に人手が必要
	身長	慢性期の栄養不良を反映する 水分投与の影響を受けにくい	時間経過による変化をとらえにくい
	頭囲	神経発育の経過をみるうえでも重要	幼児期以降は栄養投与による評価に使用はできない
	AC，TSF，AMC	計測に人手がかからない 輸液投与などの影響も受けにくい	日本人での基準値がない
	BMI	成人から小児まで世界的に非常に広く使用されている	新生児，乳児では一般的ではない 身長，体重の計測が必要
血液検査	血清アルブミン値	最も頻用される栄養指標項目 臨床経過との関連を示した研究も多い	栄養以外（特に炎症）の影響を受けやすい アルブミン製剤の投与で結果が修飾される 半減期が比較的長い（約20日）
	Rapid turnover protein	半減期が短く急性期のたんぱく栄養指標を評価できる	炎症の影響を受けて値が変動する 腎機能障害による影響を受ける
	血清中性脂肪値，血中コレステロール値	エネルギー投与量や肝機能を反映した検査指標 検査項目としてよく測定されている	生活習慣や摂取薬剤などの影響を受ける
	血清コリンエステラーゼ値	たんぱく栄養指標として使用できる 検査項目として比較的よく測定されている	栄養評価項目としてはアルブミンやRTPより確立していない
	そのほか血液検査（各ビタミン，微量元素など）	そのものを測定でき直接的な指標となる	単一測定項目以外の評価はできない
	血清IGF-1値	小児では成長を反映するので栄養投与の効果の指標として有用	頻用される項目ではなく測定回数や保険適用に注意が必要
その他	BIA	低侵襲で体組成成分の測定ができる	年少児では測定経験が乏しい
	DXA	骨密度を含めて体組成測定に関しては最も正確な測定が期待できる	X線を使用することになる 安静維持や測定装置など場所や人を選ぶ

④上腕周囲長（arm circumference：AC），上腕三頭筋皮下脂肪厚（triceps skinfold：TSF），上腕筋囲（arm muscle circumference：AMC）

　いずれも日本人小児における基準値はないが，栄養障害を評価するうえで単純かつ重要な測定法である．体重測定が容易でない状況でも，ベッドサイドで比較的容易に測定できる．

2. 血液検査による栄養評価

①血清アルブミン値

　おもにたんぱく栄養指標を反映し，血液検査項目のなかで有名かつ重要な指標である．一方，炎症の存在，輸液による一時的な循環血液量の増大（あるいは腎機能低下による体液貯留），肝機能低下，体位など多くの因子の影響を受けることには注意が必要である．また半減期は約20日と長く，急性期の栄養状態の変化の反映には時間がかかる．

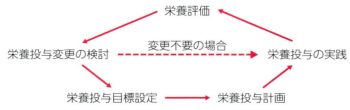

図2 栄養投与実践のサイクル 栄養評価方法のまとめ
医療的ケア児ではこのサイクルを短い間隔で行うことが必要

②rapid turnover protein（RTP）（トランスフェリン，プレアルブミン，レチノール結合蛋白など）

アルブミンよりも半減期が短い蛋白質であり，栄養投与法を変化させたときに比較的早く評価が可能となる．一方，これらも炎症の存在や腎機能低下などで修飾されるためその点には留意して判断する必要がある．

③そのほかの測定項目

そのほか，血清トリグリセライド，コレステロール，コリンエステラーゼ値や，各種ビタミンや微量元素など，血液検査にて評価できる項目は多岐にわたる．また，小児では栄養投与の大きな目標の1つに成長発育があり，これを反映する血清IGF-1値も有用な測定項目である．

3．その他の栄養評価法

①生体インピーダンス法（BIA）

BIAは，体内の水分や電気伝導性を測定する．低周波数の微弱な電流を体に流し，その抵抗（インピーダンス）を測定する．水分（筋肉）は電気をよく通し，脂肪は電気を通しにくいため，インピーダンスの値から体組成（筋肉量，脂肪量，水分量など）を推定することができる．

②二重エネルギーX線吸収（DXA）法

DXA法は，2種類の異なる放射線を照射し透過前後のエネルギー量減衰率から，体重を筋肉量・体脂肪量・骨ミネラル量に区分して測定する．非常に精度の高い検査であるが，一定時間の不動化が必要であることや，放射線を使用することなどこどもへの適応は限定される．

医療的ケア児に適切な栄養投与を行うために

医療的ケア児はPEMのリスクが高いため，現在の栄養投与が適切かどうかを種々の栄養評価法を組み合わせ，繰り返して判断していく必要がある．そして現在の栄養投与の適正度を判断し，改善する点があれば目標の再設定を行い，こどもにあった栄養投与計画を策定し，それを実行して，また栄養評価を行うサイクル（図2）を繰り返す必要がある．現在行われている栄養投与に対してサイクルを繰り返して細かく修正していき，過不足のない栄養摂取へとつなげていくことが必要となる．

❖ 文献
1) 前川貴伸：重症心身障害児の栄養．小児内科 2020；52（増刊）：20-27．
2) 惠谷ゆり：重度心身障害児における経腸栄養管理の実際．小児保健研 2020；79：10-19．

（清水義之）

D　医療的ケア児の栄養管理各論

栄養障害

2　微量栄養素

Point

▶ 微量栄養素は，一般的な検査ではなく，症状から欠乏・過剰症を疑って検査し，診断することが多い.

▶ 微量栄養素欠乏の症状は，難治性の皮膚炎・口内炎，脱毛，成長障害，貧血が多い.

▶ 特殊ミルクや経腸栄養剤には，いくつかの微量栄養素を含んでいないものがある. 含有していない微量栄養素は欠乏する恐れがあるので，補充することにより，欠乏症を予防することができる.

微量栄養素とは

　一般にビタミン類と微量元素のことをいう. 微量元素とは，体内の存在量が鉄より少ない元素で，微量ミネラルともいわれている. そのうち，人にとって必要不可欠な微量元素を必須微量元素と命名されており，鉄，亜鉛，銅，マンガン，セレン，ヨウ素，クロム，モリブデンなどで，摂取量不足で欠乏症を発症する.

微量栄養素の欠乏の要因・症状・対応

　経腸栄養剤や特殊ミルクでの微量栄養素の欠乏は1990年ごろから指摘されてきたが，医薬品に分類される特殊ミルクや経腸栄養剤(エンシュア・リキッド®，エレンタール®，ラコール® など)は簡単に組成を変更できない. しかし，最近開発された医薬品の経腸栄養剤(エネーボ®，イノラス®，イノソリッド® など)や食品の特殊ミルクや経腸栄養剤は微量栄養素を必要量含有しているものが多い.

　医療的ケア児は通常の食事を摂取できない児が多く，微量栄養素の欠乏をきたしやすいが，欠乏に注意を払うべき栄養素は栄養法，日常生活，投与されている薬剤などにより異なる. **表1**に医療的ケア児に欠乏しやすいおもなビタミンおよび微量元素，欠乏症状を示す(**図1〜5**)[1〜3]. さらに，個々のおもな微量栄養素で，注意点を以下に述べる.

1.　ビタミン B₁(チアミン)

　解糖系およびTCA回路で利用されるビタミンで，糖代謝が亢進すると消費が亢進される. わが国では，乳幼児では発熱・感冒時に脱水を懸念し，イオン水を与えるように小児科医や看護師に指導されることがあるが，感冒が治ってもイオン水を与え続けることによるビタミン B₁欠乏の報告が散見する. 乳幼児で単なる水分補給には糖分を含まない水分を補充するのがよい.

表1 欠乏しやすいおもなビタミン・微量元素の体内機能・症状・要因・診断

	おもな体内機能	おもな欠乏症状	欠乏をきたすおもな要因	診断に有効な検査	治療・多く含む食品
ビタミンB_1	カルボキシラーゼの補酵素，糖代謝を促進する	脚気（動悸，息切れ，心不全），脳症（眼球運動異常，手足のしびれ，深部腱反射消失，知覚鈍麻，けいれん）	糖分を含む飲料水の摂取過多，偏食（糖質ばかりの食事）	血清ビタミンB_1低下	ビタミンB_1製剤，豚肉，やつめうなぎ，豆類
ビオチン	カルボキシラーゼの補酵素，糖新生，脂肪酸合成，エネルギー代謝に関与	皮膚炎，脱毛（図1）[1]，筋緊張低下，全身倦怠感	ビオチンを含有しない特殊ミルク・治療乳（フェニルアラニン除去ミルクなど），生卵の摂取過多	尿中有機酸分析で尿中3-ヒドロキシイソ吉草酸の増加	ビオチン製剤，豚肉・鶏肉，乾燥シイタケ，豆類
ビタミンD	腸管でのカルシウム吸収促進，腎尿細管でのリンの再吸収促進などで血清カルシウム値を調節	くる病〔O脚，X脚（図2），骨折〕，低カルシウム血症（四肢のしびれ，けいれん）	日光照射不足，ビタミンDの摂取不足	血清25-ヒドロキシビタミンD低下，血清カルシウム低下，手根骨レントゲン検査でくる病変化	活性型ビタミンD，魚，キノコ類，うなぎ，適度な日光浴
ビタミンK	血液凝固因子の活性化，骨形成蛋白の活性化	出血（新生児メレナ，頭蓋内出血）凝固能異常	ビタミンKの補充がない母乳栄養児，脂肪吸収不全，経口抗菌薬の長期使用	凝固能検査〔プロトロンビン時間の延長，凝固因子（II, VII, IX, X）低下〕，血漿ビタミンK分画低下	ビタミンK，納豆，海藻，緑黄色野菜
カルシウム	骨・歯の構成成分（体内の99%は骨・歯に存在），神経伝達機構，インスリン分泌などに関与	しびれ，テタニー発作，けいれん，筋力低下，不随意運動	ビタミンD摂取不足，副甲状腺機能の低下，カルシウム摂取不足	血清カルシウム低下，血清クレアチンキナーゼ上昇，心電図QT間隔延長	カルシウム，牛乳，大豆，小魚
鉄	酸素運搬（ヘモグロビン），抗酸化作用（カタラーゼ），電子伝達（チトクロームC），酸素貯蔵（ミオグロビン）	貧血，易疲労感，心雑音，体重増加不良，成長障害，便秘，食欲不振，スプーン爪（図3）	偏食，低出生体重児，母乳栄養児，摂取量不足	血清鉄低値，MCV80以下，血清フェリチン低下，TIBC・UIBC高値	鉄剤，豚・鳥・牛レバー，あさり，しじみ，緑黄色野菜
亜鉛	アルカリホスファターゼなど300以上の酵素の構成成分，核酸代謝に関与（DNAポリメラーゼなど）	皮膚炎（図4）[2]，脱毛，口内炎，体重・身長の増加不良，味覚異常，易感染性，貧血	低出生体重児，低亜鉛母乳授乳，重症心身障害児，慢性肝障害，慢性腎障害，薬剤投与（カルバマゼピン，メチマゾール等）	血清亜鉛低下，血清アルカリホスファターゼ高値	亜鉛製剤，牡蠣，肉類，チョコレート，卵黄
銅	電子伝達（チトクロームCオキシダーゼ），結合組織架橋形成，カテコラミン代謝に関与	貧血，白血球減少，骨粗鬆症，血管異常，膀胱憩室	亜鉛摂取・投与の過剰，腸瘻からの栄養（銅は胃・十二指腸からも吸収されるため）	血清銅・セルロプラスミン値低下	ココア*，カニ，イカ，ナッツ類
セレン	抗酸化作用（グルタチオンペルオキシダーゼ，チオレドキシン還元酵素），T_4をT_3に変換（脱ヨード化酵素）	不整脈，心筋症，大球性貧血，爪の白色変化（図5）[3]	セレンを含有しない経腸栄養剤・治療乳，慢性腎臓病，慢性肝疾患	血清セレン値低下，大球性貧血，心電図異常	セレン製剤，魚介類，卵，レバー
ヨウ素	甲状腺ホルモン構成成分	甲状腺機能低下症状（便秘，全身倦怠感，学習能力低下），甲状腺腫	ヨウ素をほとんど含有していない特殊ミルク・経腸栄養剤	尿中ヨード低下，血清甲状腺刺激ホルモン・コレステロール上昇，血清T_3・T_4低下	ヨウ化カリウム，だし汁，こんぶ，わかめ
カルニチン	長鎖脂肪酸のミトコンドリアへの輸送，エネルギー産生に関与．成人で約25%は体内で合成，75%は食品から摂取	嘔吐，筋緊張低下，けいれん，意識障害，心肥大・心筋症	デパケン®内服，ヒポキシル基含有抗菌薬（トミロン®，フロモックス®，メイアクトMS®など），カルニチンを含有しない栄養剤	血清カルニチン低値，低血糖，高アンモニア血症，代謝性アシドーシス	カルニチン製剤カルニチンサプリメント

*亜鉛も含まれるが，亜鉛：銅 42：23 と銅が多い．
各栄養素を含有しない，またはほとんど含有しない経腸栄養剤については，**C-4-1 経腸栄養剤・特殊ミルク**を参照．
MCV：平均赤血球容積（mean corpuscular volume），TIBC：総鉄結合能（total iron binding capacity），UIBC：不飽和鉄結合能（unsaturated iron binding capacity）

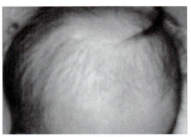

図1 ビオチン欠乏症［口絵3 p.ⅲ］
入院第3日目における脱毛および毛髪の褐色変化を示す.
［小松寿里, ほか：アレルギー用ミルクの長期使用によりビオチンおよびカルニチン欠乏症を来した1例. 仙台症医誌 2012；32：43-48.］

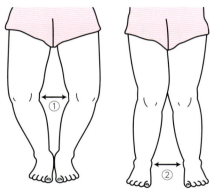

図2 ビタミンD欠乏によるO脚, X脚診断のポイント
足首をそろえて立ったとき, 両膝が外側に膨らみ膝の間（①）が5 cm以上開くのがO脚. 膝を合わせて立ったとき, 両膝が内側につき足首の間（②）が開くのがX脚.

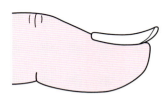

図3 鉄欠乏によるスプーン爪

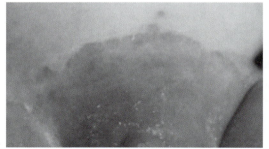

図4 亜鉛欠乏による皮膚炎［口絵4 p.ⅲ］
おむつかぶれとしての通常のスキンケア, 外用療法で改善に乏しく, 亜鉛の補充により改善した例.
［高増哲也：亜鉛欠乏症・腸性肢端皮膚炎. 大嶋勇成, ほか（編集）：こどもの皮膚のみかた. 診断と治療社, 2019：361-363.］

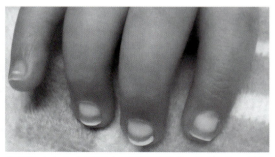

図5 セレン欠乏による爪の白色化［口絵5 p.ⅲ］
［位田 忍：重症心身障害児（者）の病態と栄養管理. 日重症心身障会誌 2019；44：141-149.］

2. ビタミンD

ビタミンDは食事からの摂取と日光照射（紫外線にあたる）での皮膚で産生される. また, これらのビタミンDは, 肝臓および腎臓で代謝されて, 活性型ビタミンDになり, 体内で働く. したがって, 日光照射が不十分, ビタミンD摂取不足, 慢性肝疾患, 慢性腎疾患で欠乏症が発症する. 母乳には乳児用調整粉乳に比べてビタミンD含有量が少ないため, 母乳栄養児は欠乏しやすい.

表2 まれでない症状から疑う栄養素不足

症状	欠乏が疑われる微量栄養素
皮膚炎	亜鉛，ビタミン A，B_2，ビオチン
口内炎	亜鉛，ビタミン B_2，B_6
脱毛	亜鉛，ビオチン
成長障害	鉄，亜鉛，ヨウ素，マンガン
貧血	鉄，亜鉛，銅，セレン，葉酸，ビタミン B_{12}

3. ビタミンK

乳児はビタミン K 欠乏を予防するために，哺乳確立時，分娩施設退院時，1 か月健診時に 3 回ビタミン K_2 を内服させる方法(3 回法)と生後 3 か月まで 1 週毎に 13 回内服させる方法(3 か月法)がある．いずれにせよ，しっかりビタミン K を内服させることを忘れてはならない．特に母乳栄養児や肝胆道疾患児には必須である．ビタミン K は腸内細菌でも合成され，吸収される，したがって経口抗菌薬の長期使用もビタミン K 欠乏をきたす．

4. 鉄

母乳の鉄含有量は，乳児調整粉乳に比べて著しく少ない．乳児期後期に適切に離乳食が進まないと，鉄欠乏になる．離乳食を適切に進めることが大切である．牛乳にも鉄は少ない，したがって乳幼児では離乳食にフォローアップミルクなどを積極的に使用するのが鉄欠乏を予防するのに勧められる．

豚・鳥・牛レバーなどのヘム鉄は吸収がよい．野菜などの非ヘム鉄は吸収が悪く，ビタミン C やクエン酸などの併用で吸収がよくなる．

5. 亜鉛

亜鉛トランスポーターである *ZnT2* 遺伝子異常症により亜鉛をほとんど含有しない母乳を出す母親がいる．亜鉛の乳腺細胞から乳汁への分泌障害である．母親には全く亜鉛欠乏の症状はない．こどもでは皮膚炎(臀部や口などの開口部の周囲)，脱毛などの症状をきたす．症状から血清亜鉛を測定して，診断されることも多い．

6. 銅

近年，亜鉛の製剤やサプリメントを用いることによる銅欠乏が報告されている．投与する亜鉛：銅は 10：1 が望ましいとされている．また，腸瘻から栄養剤を投与すると，本来なら胃十二指腸で吸収される銅が吸収されず欠乏になる．

微量栄養素の欠乏の予防・早期発見

微量栄養素は，一般的な検査ではなく，症状から欠乏・過剰症を疑って検査し，診断することが多い．したがって，欠乏による症状に注意を払い，早期に診断し対応することが大切である．表2 に微量栄養素欠乏で発症しやすい所見を示す．このような症状が見られた場合は，微量栄養素の欠乏を疑って検査することが大切である．

> **家族への対応**
>
> 難治性の皮膚炎・口内炎，脱毛，成長障害，貧血などの症状に気をつけて，主治医に相談してほしいことを伝える．

さらに，**表1**に示した要因の多くは，予防可能である．例えば，微量栄養素を適切に含有する栄養剤を使用するなどの対応により，欠乏症を予防することも大切である．

❖**文献**

1) 小松寿里，ほか：アレルギー用ミルクの長期使用によりビオチンおよびカルニチン欠乏症を来した1例．仙台症医誌 2012；32：43-48.
2) 高増哲也：亜鉛欠乏症・腸性肢端皮膚炎．大嶋勇成，ほか（編集）：こどもの皮膚のみかた．診断と治療社，2019：361-363.
3) 位田　忍：重症心身障害児(者)の病態と栄養管理．日重症心身障害会誌 2019；44：141-149.

（児玉浩子）

Column　医療的ケア児とビタミンD

　医療的ケア児の生涯にわたる健康，特に長期的な骨折の予防の観点において，小児期から良いビタミンD状態を保つことが重要と考える．ビタミンDの供給源には食事・内服での摂取と日光浴による皮膚での合成の2つがある．国内においても高緯度地域に居住している場合や外出機会が少ない場合には皮膚での合成は少なくなり，すると日本人の食事摂取基準を上回る量を摂取していてもビタミンDが不足しがちである．積極的な日光浴は有効であるが，感染症流行・人工呼吸器使用中などの状況下では医療的ケア児にとってハードルが高いのも現実である[1].

　そこで必要なのがビタミンDサプリメントである．医療的ケア児のなかでも重症心身障害児においては，若年でも尿路結石が問題になりやすく，活性型ではないビタミンDを選択したい．他のビタミン欠乏も伴う場合には処方薬のパンビタン®が使用できるが，ビタミンD単独であればサプリメントの購入が必要である．

　筆者らは施設入所中の重症心身障害児に対し，ビタミンDサプリメント10μg/日（森下仁丹のBabyD®200を使用）を投与して前後のビタミンD状態を評価した．少しでも日光浴ができた児では十分なビタミンD状態改善が得られたが，終日人工呼吸器が必要などの理由で日光浴機会が得られないこどもがおり，彼らは十分なビタミンD状態を得られなかった[2]．日光浴が難しいこどもへの適切なビタミンD投与量は今後の課題である．

❖**文献**

1) Sato Y, et al.：Vitamin D deficiency in children with severe disabilities under limited ultraviolet exposure. J Bone Miner Metab 2023；41：52-60.
2) Sato Y, et al.：Vitamin D supplementation at a dose of 10μg/day in institutionalized children with severe motor and intellectual disabilities. Nutrients 2023；16：122.

（佐藤陽太）

D　医療的ケア児の栄養管理各論

2 医療的ケア児の内科的消化器症状

Point

▶ 消化器症状として，嘔吐・便秘・下痢・腹部膨満・腹痛などがあげられる.

▶ 医療的ケア児の消化器症状の原因として胃食道逆流症（GERD）が多い.

▶ 消化器症状の対応として，原因疾患の検索を行い，薬物療法以外に栄養療法，適切な姿勢と体位の保持が重要である．原因疾患により外科的適応になる場合もある.

摂食障害・嚥下障害

医療的ケア児では，摂食嚥下機能が未発達であり，機能不全を認めることが多く，その原因は多彩である．たとえば，解剖学的異常（口腔・下顎・咽喉頭・食道など），麻痺および筋力低下（中枢神経・筋肉障害），感覚障害（感覚鈍麻，味覚障害，視覚障害など），心理的問題（精神的不安，自閉傾向など），呼吸障害，消化管疾患〔胃食道逆流症（GERD），便秘など〕，不適切な食事介助および食事形態などがあげられる．摂食障害・嚥下障害の症状としては，①食事中のむせ，つかえ，②喘鳴，喀痰の増加，③食事時間の延長，④誤嚥による肺炎，⑤摂取量減少による体重増加不良・低栄養などを認める.

摂食嚥下機能の評価として，安静時（呼吸状態，咳嗽の有無，聴診，唾液分泌量など），食事場面（姿勢，食物形態，食事時間，口腔運動，嚥下の状態，喘鳴の有無，呼吸状態，喀痰量など）および経時的変化（発育状態，食事・水分量，発熱の有無，呼吸機能，血液・生化学検査など）などの臨床評価が重要である．補助的診断として，ビデオ嚥下造影検査，嚥下内視鏡検査，胸部 CT などを試行する.

摂食障害・嚥下障害では，適切な食事形態を選択することおよび食事姿勢に配慮することが重要である．ただし，十分量の食事と水分の経口摂取が困難である場合，経管栄養療法も考慮する.

胃食道逆流症（GERD）

1. 病態および症状

胃内容物（胃液・栄養剤・食物など）が胃から食道へ逆流する現象を胃食道逆流（GER）と呼び，これに様々な症状あるいは合併症を伴う場合に，GERD と定義される．重症心身障害者では，筋緊張の亢進，長時間の仰臥位（背臥位）の姿勢，呼吸障害，側弯の変形（食道裂孔ヘルニアの併発）などを合併していることが多く，これらが GERD の誘因となる.

表1 GERD の治療薬	
上部消化管運動機能改善薬	モサプリド，六君子湯，ドンペリドン
防御因子増強薬	スクラルファート，テプレノン，レバミピドなど
酸中和薬（制酸薬）	水酸化アルミニウムゲル・水酸化マグネシウム
H2 受容体拮抗薬	ファモチジン，ニザチジン，シメチジン
プロトンポンプ阻害薬	ランソプラゾール，ボノプラザンフマル酸塩，エソメプラゾールなど

消化器症状では嘔吐を認め，頻回に胃液が食道に逆流することで逆流性食道炎を発症する．食道がただれることにより出血すると，血液が胃液と反応することで，褐色の吐物となる．逆流性食道炎では，胸痛，不機嫌，睡眠障害，筋緊張亢進，体重増加不良，さらには食道炎の出血による貧血を認めることがある．呼吸器症状として，胃液が喉頭まで逆流することで，その刺激による喘鳴（ゼロゼロ・ゴロゴロ），咳嗽が発症する．また，誤嚥することで，反復性肺炎を発症し，さらには急性呼吸循環不全に近い状態に至ることもある．GER により迷走神経・横隔神経反射が起こり，吃逆（しゃっくり），喘息，無呼吸を呈する．

診断法としては，①X 線（透視・造影），②食道内圧測定法，③食道 pH モニタリング（インピーダンス法），④食道シンチグラフィー，⑤上部消化管内視鏡・生検，⑥超音波検査などがある．

2. 治療

GERD の対策として，適切な姿勢の保持が重要である．上体を高くした姿勢やうつ伏せの姿勢が逆流防止に適している．ただし，腹部の圧迫が強くならないように注意する．呼吸状態を良好に維持することも，逆流防止に重要である．陥没呼吸では，食道内が陰圧になりやすく，逆流を起こしやすい．そのため，姿勢の調節，上気道閉塞障害の回避（下顎の保持，経鼻エアウェイ）を行う．薬物療法では，上部消化管運動機能改善薬，防御因子増強薬，制酸薬，H_2 受容体拮抗薬，プロトンポンプ阻害薬などを適宜投与する（表1）．食事療法では，摂取方法および食事内容に工夫が必要である．

症状が強く，胃への注入が困難な場合には，栄養剤あるいは食事を空腸に直接注入する方法（経鼻あるいは胃瘻からの空腸カテーテル）を採用する．以上の治療を行っても，症状の改善あるいは栄養管理が難しい場合は，外科的治療を行う．外科的治療としては，噴門形成術（および胃瘻増設術）を行う．

● イレウス

1. 病態，診断および治療

イレウスとは，腸管内容物が肛門側に通過しない状態である．症状としては，腹痛，嘔吐，腹部膨満，便秘などを認める．時には，不機嫌，不穏状態になる．イレウスの種類としては，①単純性イレウス（閉塞性イレウス），②複雑性イレウス（絞扼性イレウス），③麻痺性イレウスに大別される．単純性イレウスは，腸管の閉塞や狭窄を生じるが，血行障害は認めない．通常，腹部手術後の癒着性障害は発症するが，医療的ケア児では，高度の便秘（宿便），異物誤飲によって生じることがある．複雑性イレウスは，腸管の癒着などにより血行障害を認める病態で

ある．腸重積，ヘルニア嵌頓などが原因としてあげられる．麻痺性イレウスは腸管運動の低下により腸管内容物が停滞する病態である．原因として，食物繊維・水分不足，薬剤(抗てんかん薬など)，胃腸炎，空気嚥下症などがあげられる．

診断では，血液・生化学検査および画像検査(腹部単純 X 線，超音波検査，造影 CT)を実施する．治療としては，保存的治療として，絶飲食を実施し，胃管あるいはイレウスチューブを挿入し，腸管内圧の減圧を行う．複雑性イレウスおよび完全閉塞した単純性イレウスでは外科的治療の適応となる．

2. 上腸間膜動脈症候群

上腸間膜動脈症候群とは，十二指腸水平部が腹部大動脈と上腸間膜動脈などの血管により圧迫されて，通過障害をきたす疾患である．症状として，嘔吐(胆汁性)，食後の腹痛，上腹部膨満などの消化器症状，さらには，体重減少をきたすことがある．長期間に渡って，以上の症状を繰り返すが，腹部膨満と強い腹痛を伴う急性腹症として発症することもある．誘発する因子として，痩せ，長期の臥位，脊柱前弯，腸管の蠕動運動低下などがあげられる．

○ 便秘(排便障害)

1. 病態および診断

便秘とは「便が滞った，または便がでにくい状態」と定義される．「便が滞った状態」とは，何らかの原因によって排便回数や便量が減少した状態であり，「便がでにくい状態」とは，排便するのに努力や苦痛を伴う状態，小児では排便時の肛門の疼痛で泣いたり，いきんでも排便できない状態を示す．また，便秘症とは，便秘による身体症状(腹痛，腹部膨満，腹部不快感，不安または排便痛，出血)を呈して，診療や治療を必要とすることを指す．健常児の排便回数は通常 1 日 1 回程度である．4 歳以上の小児・青年期において，排便が週 2 回以下の場合，便秘を疑う．また，腸管内に大量の便が貯留している場合も，便秘である．医療的ケア児においては，便秘の原因として，筋緊張低下により腹圧をかけにくいこと，食物繊維・水分摂取不足，腸管蠕動運動の低下(長期臥床・中枢神経障害・抗てんかん薬)などがあげられる．

2. 治療

便秘の予防として，薬物療法以外では，①運動と姿勢，②生活リズム，③食物繊維の摂取などがあげられる．姿勢については，座位などの抗重力姿勢を取り入れる．生活リズムについては睡眠覚醒リズムを整えて，摂食・注入後の胃結腸反射(胃に食物が入り，蠕動運動が促されると，腸管の便が結腸から直腸に移動)による排便習慣をつける．食物繊維は消化酵素で消化できない成分の総称であり，その粘性が高いことから腸管をゆっくり移動して，糖および脂質の吸収を抑制する．また，食物繊維は水分保持をすることから便量が増える効果がある．

薬物療法については，まず浸透圧性下剤から開始する(**表 2**)．浸透圧性下剤は，下行結腸・S 状結腸・直腸に作用して，腸管内の水分分泌を引き起こすことで便を軟化させて，便の排出を促進する．浸透圧性下剤が無効な場合は，刺激性下剤，消化管運動機能改善薬，漢方製剤などが有効なことがある．上記を内服しても，排便効果が得られない場合は，直腸内へグリセリン浣腸液を注入して，排便を促すことがある．便塊が直腸下方に貯留して自力排便が困難な場合，人為的に指先で便を排出させる「摘便」を実施することもある．

表2 慢性便秘症の治療薬

浸透圧性下剤	ラクツロース
	マルツエキス
	酸化マグネシウム，水酸化マグネシウム
	マクロゴール 4000
刺激性下剤	ピコスルファートナトリウム
	センノシド
	ビサコジル
消化管運動機能改善薬	モサプリド
上皮機能変容薬	ルビプロストン
	リナクロチド
胆汁酸トランスポーター阻害薬	エロビキシバット
漢方薬	大建中湯
	小健中湯
	大黄甘草湯
浣腸	グリセリン浣腸

下痢

　経腸栄養を行っている医療的ケア児では，栄養剤の注入速度・組成・浸透圧，絶食による腸管機能低下あるいは抗菌薬投与による腸内細菌叢のバランスへの影響により，慢性的な下痢が誘発されやすい．栄養剤の注入速度・浸透圧などに問題がなくても下痢を持続する場合には，半固形化栄養剤あるいはミキサー食を考慮することがある．消化管機能低下を認める病態（短腸症候群・慢性炎症性腸疾患・消化管手術後）では，消化態栄養剤および成分栄養剤が適応となる．

❖ 参考文献

・淺野一恵，ほか：嚥下障害，消化器官障害．北住映二（監修）：医療的ケア研修テキスト．改訂増補版，クリエイツかもがわ，2023：167-195.
・日本小児栄養消化器肝臓学会，ほか（編集）：小児慢性機能性便秘症診療ガイドライン．診断と治療社，2013.

（瀧谷公隆）

D 医療的ケア児の栄養管理各論

医療的ケア児の外科治療と栄養
1 静脈栄養について

> **Point**
> ▶ 2週間以上十分な経口栄養が得られない場合や2週間以上の静脈栄養(PN)が必要な場合は中心静脈栄養(TPN)の適応を考慮する．
> ▶ 末梢静脈栄養(PPN)における静脈炎を予防するためには血清に対する輸液の浸透圧比を3以下にする必要があり，滴定酸度の低い輸液製剤を使用すべきである．
> ▶ 小児のTPNにおける投与エネルギー量の考え方は年齢および体重以外に成長，発育を考慮する必要がある．

　成人では消化管が少しでも利用できるのであれば，経口あるいは経腸栄養(EN)を優先させ，不足分を静脈栄養(PN)で補うことを推奨している．こどもでも同様であり，さらに末梢静脈栄養(PPN)とするのか，中心静脈カテーテル(central venous catheter：CVC)による中心静脈栄養(TPN)にするのかの適応が重要となる．成人では2週間以上のPNが必要であればTPNに移行することを推奨している．こどもも同様に2週間以上十分な経口栄養が得られない場合や2週間以上のPNが必要であればTPNの適応を考慮する．
　この項では最初にPPNについて，その後TPNについて述べる．

○ 末梢静脈栄養(PPN)

1. 末梢静脈ルート
　上肢の静脈の関節にかからない部分に必要最小限の太さのカテーテルを挿入する．細い血管にカテーテルを挿入すると，血流が少ないために輸液浸透圧の影響を受けやすく，静脈炎をきたしやすい．そのため，カテーテルは血流の豊富な太い血管に留置する．下肢に挿入する場合もあるが，サイズは可能な限り細いカテーテルを挿入すべきである．

2. 輸液の浸透圧および滴定酸度
　静脈炎を予防するためには血清に対する輸液の浸透圧比を3以下にする必要がある．血清浸透圧は285(275～290)mOsm/Lであり，輸液の浸透圧は少なくとも900 mOsm/L以下に設定すべきである．脂肪乳剤を投与すると静脈炎を起こしやすいという話をよく耳にするが，脂肪の浸透圧は0 mOsm/Lであり，浸透圧を下げるためには脂肪乳剤を併用することが有効である．
　輸液のpHは水素イオン濃度，すなわち溶液中に解離している酸を示し，輸液製剤の多くはpH6.7～6.9である．滴定酸度は溶液をpH7.4に中和するために必要な水酸化ナトリウムの量として表され，解離した酸だけでなく，解離していない酸も含めた総酸性度を示す．pHが同じで

滴定酸度が高い場合，輸液が血液で希釈されても pH は血液の pH には戻りにくく，血管への障害性は強くなる．静脈炎を予防するには滴定酸度の低い輸液製剤を使用すべきである．

中心静脈栄養（TPN）

TPN を安全かつ確実に実施するためには CVC 先端を中心静脈内に留置させることが重要である．高浸透圧の輸液を血管内で速やかに希釈させ，血管壁を刺激しないようにする必要がある．中心静脈とは上大静脈や下大静脈を意味する．

挿入部は鎖骨下穿刺法が第一選択とされているが，近年挿入時の合併症を考慮して，成人では内頸静脈穿刺法を第一選択とする施設も多い．大腿静脈からの挿入は上大静脈系への挿入よりも深部静脈血栓症の危険性が高く，また挿入部からの感染が多いため，他に方法がない場合に限定すべきである．最近では CV ポートや末梢留置型中心静脈カテーテル（PICC）が多用されている．

1. 皮下植え込み式 CV ポート

CVC を皮下に埋め込んだポートに接続する．CV ポートは前胸部の皮下に固定する．使用に際し，厳重な無菌管理が必要である．

2. 末梢留置型中心静脈カテーテル（PICC）

上肢の末梢静脈から CVC を挿入する方法で，気胸や血胸などの重大な合併症を回避する手技である．挿入部や CVC ライン，輸液の厳重な清潔管理が必要である．

投与エネルギー量

TPN における投与エネルギー量の考え方は年齢および体重によってある程度決められる．小児は成長，発育を考慮して投与量を決める必要がある．年齢による決め方と体重による決め方を表1[1]，2[1]に示す．医療的ケア児に対するエネルギー必要量は湯川による方式，竹下らによる方式あるいは間接カロリーメトリーによる方法などがあるが，詳細は A-3 医療的ケア児にとっての栄養の意義の項を参照されたい．エネルギー所要量を算定する場合，活動エネルギー量には個人差がみられることから上記計算式から得られた数値は PN ではあくまでも 1 つのめやすとして扱うべきである．

表1 体重別投与エネルギー量（TPN）

体重	投与エネルギー（kcal/kg/日）
0〜10 kg	100 kcal/kg/日
10〜20 kg	1,000 kcal＋50 kcal/kg（10 kg から超過分）
20 kg 以上	1,500 kcal＋20 kcal/kg（20 kg から超過分）

例）体重 15 kg の場合：1,000 kcal＋50 kcal/kg×5 kg（超過分）＝1,250 kcal

〔土岐　彰，ほか：栄養管理（経静脈）．小児外科 2013；45：287-290 より改変〕

表2 年齢別投与エネルギー量（TPN）

年齢	投与エネルギー（kcal/kg/日）
1 歳未満	90〜100
1 歳以上 3 歳未満	80〜90
3 歳以上 6 歳未満	70〜80
6 歳以上 12 歳未満	50〜70
12 歳以上 15 歳未満	40〜50

〔土岐　彰，ほか：栄養管理（経静脈）．小児外科 2013；45：287-290 より改変〕

三大栄養素

1. 炭水化物（糖質）

　食事性炭水化物摂取基準として米国静脈経腸栄養学会ガイドラインでは乳児以上のこどもで40〜50エネルギー％としている．安全性，利用効率などを考慮するとPNに用いられる炭水化物は唯一グルコースのみである．グルコース過剰投与の余剰分は脂肪の生合成に向けられ，脂肪沈着や肝機能障害を引き起こす．グルコースの代謝処理能を考慮すると，2歳までのこどもは18g/kg/日（13mg/kg/分）を超えないようにすべきである．欧州小児消化器・肝臓・栄養学会は体重3kgまでは10g/kg/日で開始し，1日2g/kg/日ずつ目標量まで増加させることを推奨している．また，開始時投与量は体重10〜15kgで6g/kg/日，15〜30kgで4g/kg/日，30kg以上で3g/kg/日が推奨されている．なお，血糖値50mg/dL以下の低血糖にならないよう十分注意する必要がある．

2. 脂質

　食事摂取基準ではエネルギー摂取量に占める脂質エネルギーの比率をめやす量として示している．これによると0〜5か月で50％，6〜11か月で40％，1〜29歳で20〜30％未満としている．また，n-6（ω-6）系脂肪酸5％，n-3（ω-3）系脂肪酸1％のエネルギー比率をめやすとしている．ENではn-6（ω-6）≒n-3（ω-3）＝4〜5：1が推奨されている．一方，すべてがPNで補われている場合，非蛋白エネルギーの25〜40％を脂質で補うことを欧州小児消化器・肝臓・栄養学会のガイドラインは推奨している．また，脂質の静脈投与は最大で乳児3〜4g/kg/日，年長児2〜3g/kg/日とされ，24時間投与が推奨されている．一般に，こどもは0.5〜2.0g/kg/日で用いられることが多い．また，脂肪乳剤投与時，血清中性脂肪が乳児で250mg/dL，年長児で400mg/dLを超える場合は減量を考慮する必要がある．わが国では大豆油を用いたn-6（ω-6）系脂肪酸を多く含む製剤のみが認可されている．海外ではn-3（ω-3）系脂肪酸を多く含む脂肪乳剤が市販されており，以前より胆汁うっ滞性肝障害の予防や治療に有効との報告が多くみられる．わが国でもようやくn-3（ω-3）系脂肪酸を多く含む脂肪乳剤の治験段階に入っているが，早急な導入が望まれる．

3. たんぱく質（アミノ酸）

　欧州小児消化器・肝臓・栄養学会の静脈栄養ガイドラインによるとPNはENよりアミノ酸必要量は少ないが，いくつかのアミノ酸は腸管での利用効率が低下していることから**表3**[1]のように推奨量が示されている．一方，これらの投与量の上限は経口推奨量に比べはるかに多い量であり，アミノ酸の代謝や害作用に十分注意する必要がある．たとえば，新生児期PN時のアミノ酸投与量と血漿中総アミノ酸濃度の検討からアミノ酸投与量が2.5g/kg/日以上になると血漿中総アミノ酸濃度が大幅に上昇するといわれている．乳幼児のPNに伴う胆汁うっ滞性肝障害の原因としてアミノ酸の過剰投与が危険因子の1つと考えられている．また，新生児期のアミノ酸静脈投与量は0.5g/kg/日から開始し，上限を1.5〜2.4g/kg/日の範囲と考えて，2.0g/kg/日を超えないようにすると重篤な致死的肝障害の頻度は減少したと報告されている．

表3 年齢別投与アミノ酸量（TPN）	
年齢	投与アミノ酸量（g/kg/日）
1歳未満	2.3～2.5
1歳以上3歳未満	2.0～2.3
3歳以上6歳未満	1.8～2.0
6歳以上12歳未満	1.6～1.8
12歳以上15歳未満	1.3～1.6

〔土岐　彰，ほか：栄養管理（経静脈）．小児外科2013；45：287-290より改変〕

表4 推奨カルシウム投与量	
年齢	カルシウム投与量（mg/日）
0歳以上6か月歳未満	210
6か月歳以上1歳未満	270
1歳以上4歳未満	500
4歳以上9歳未満	800
9歳以上18歳未満	1,300

〔土岐　彰，ほか：栄養管理（経静脈）．小児外科2013；45：287-290より改変〕

電解質

　　ナトリウム3～5mEq/kg/日，カリウム2mEq/kg/日，クロール3～5mEq/kg/日をめやすに投与するが，TPN下では細胞内へのカリウムの移動が増加するのでカリウム2～4mEq/kg/日に増量する必要がある．また，小児のカルシウム投与量は重要で，米国小児科学会栄養委員会で年齢別推奨量が示されている（**表4**）[1]．

ビタミン

　　ビタミンは水溶性ビタミンと脂溶性ビタミンに分類される．水溶性ビタミンは過剰投与を行っても尿中に排泄されるため1日必要量以上を投与してもほとんど問題ないが，脂溶性ビタミンは蓄積による害作用が出現するため1日必要量以上は投与すべきでない．

微量元素

　　微量元素欠乏症のなかで唯一生命にかかわる重篤なものはセレン欠乏症である．数か月にわたる長期PN管理下ではセレン欠乏に注意する必要がある．その他，マンガン，銅はそのほとんどが胆汁中に排泄されるため，胆汁排泄障害がある場合は過剰になる可能性がある．

❖文献
1）土岐　彰，ほか：栄養管理（経静脈）．小児外科2013；45：287-290.

❖参考文献
・長谷川史郎：栄養必要量．土岐　彰，ほか（編集）：小児の静脈栄養マニュアル，メジカルビュー社，2013：22-31.
・土岐　彰：投与エネルギー量，三大栄養素の投与量，栄養素の種類．山東勤弥，ほか（編集）：レジデントのための栄養管理基本マニュアル NSTディレクターになるための必読書．文光堂，2008：104-111.

（土岐　彰）

D 医療的ケア児の栄養管理各論

3 医療的ケア児の外科治療と栄養
2 経管栄養について

Point

▶ 経管栄養は胃幽門前アクセスルート（胃管，胃瘻）および幽門後アクセスルート（空腸瘻）の2種類に分けられる．

▶ 経管栄養の目的および適応は栄養ルートの確保および消化管内減圧ルートの確保である．

▶ それぞれの手技および合併症を理解したうえで適切なケアが必要である．

　経腸栄養の原則は経口摂取が可能であればそれを第一選択とすることはいうまでもない．ただ，疾患によっては経口摂取が不可能な場合があり，経管栄養を選択せざるを得ないことがある．

○ 経管栄養の種類

　経管栄養はカテーテルの挿入部とその先端の位置によって名称がつけられている．

①経鼻胃管栄養（naso-gastric tube feeding）

②経皮経食道胃管栄養（PTEG feeding）

③経皮内視鏡的胃瘻栄養（PEG feeding）

④経鼻空腸チューブ栄養（naso-jejunal tube feeding）

⑤経胃瘻的空腸チューブ栄養（PEG-J feeding）

⑥チューブ空腸瘻栄養（jejunostomic tube feeding）

○ 経管栄養の目的および適応

　経管栄養の目的には栄養ルート確保と消化管内減圧ルート確保の2種類がある．

1. 栄養ルート確保のための経管栄養の適応

①自発的摂食不能・困難：重症心身障害児，精神疾患など

②食道通過障害：先天性食道閉鎖症，食道狭窄症，食道がんなど

③頭・頸部腫瘤/外傷による摂食不能・困難：頸部リンパ管腫，血管腫など

④摂食不十分（夜間注入）：短腸症候群，胃全摘術後など

2. 消化管内減圧ルート確保のための経管栄養の適応

①胃食道逆流症

②腸管機能不全

79

③消化管術後イレウス
④呑気症，胃軸捻転症など

手技

1. 経鼻胃管

　鼻腔から6〜8 Frサイズの比較的細径のカテーテルを胃内へ挿入する．カテーテルが確実に胃内へ挿入されていれば重篤な合併症の危険性は少ない．挿入に際しての注意点は屈曲しやすく，食道内で屈曲・反転し，口腔内へ戻ることがある．また，事故抜去の危険性が高く，カテーテルの固定を十分に行う必要がある．一方，カテーテルの固定に際し，鼻孔辺縁にびらんや潰瘍を生じることがあり，カテーテル固定には鼻翼を圧迫しないように心がける．カテーテルの長期間留置は胃食道逆流による誤嚥性肺炎やカテーテル汚染による喉頭・咽頭炎の危険性が増す．さらに，カテーテル内腔が細いため閉塞しやすい．したがって，1〜2週間ごとにカテーテルの交換が必要となる．

2. 経皮経食道胃管

　PEG造設が困難な場合，簡便かつ安全で低侵襲な方法がPTEGである．PTEGの基本手技は非破裂型穿刺用バルーンカテーテルを用いて，超音波下に頸部食道瘻を造設し，同部よりX線透視下に留置カテーテルを挿入留置する消化管のIVR手技であり，日本で開発された新しい低侵襲性外科治療の1つである．

3. 胃瘻

　成人はPEGが広く用いられる．小児は全身麻酔が必要であり，また小児用キットがないことや重症心身障害児は体幹の強い変形（図1）のために内視鏡の挿入が困難なことが多く，腹腔鏡あるいは開腹で行われることが多い．

①開腹による胃瘻造設術（図2）

　剣状突起と臍の中間に約2〜3 cmの皮膚正中切開をおく．腹腔外に引き出した胃体部前壁に別の皮膚切開創から挿入した胃瘻バルーンカテーテル（ボタン）を挿入する．胃を腹腔内に戻し，胃前壁と腹壁を固定する．胃瘻は術後2〜4週間で完成する．

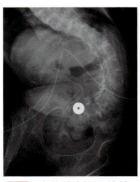

図1　身体障害児の体幹変形

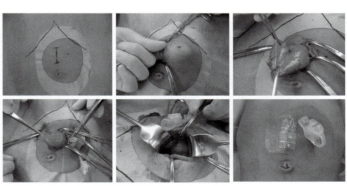

図2　開腹による胃瘻造設術［口絵6 p.iv］

②胃瘻バルーンカテーテル（ボタン）の交換方法

　通常はバルーンの水を抜いた後，新しい胃瘻ボタンを胃瘻孔から胃内へ挿入する．確実に胃内へ挿入できたことを確認するには透視が必要であるが，1〜2か月ごとの交換による放射線被ばく量の増加を考慮し，pHテープで吸引内容の酸度を測定し，4.0以下であれば胃酸と判断する方法もある．胃瘻からの再注入時には最初20 mL程度の白湯を注入し，状態の変化がないことを確認後，通常の注入を開始する．あるいは，カテーテルを介してガイドワイヤーを胃内へ挿入し，その後胃瘻ボタンのみを除去し，新しい胃瘻ボタンをガイドワイヤーに沿って挿入するとより安全である．

4. 経鼻空腸チューブ

　経鼻胃管挿入と同様に行うが，カテーテルとしてガイドワイヤー付きエンテラルフィーディングチューブを用い，透視下で確実に先端を空腸に挿入する．胃内へ栄養剤を注入できない病態でも空腸以下の消化管機能に問題がなければ利用可能である．

5. 経胃瘻的空腸チューブ

　PEG-Jは胃瘻を介して空腸にカテーテルを留置する方法で，経鼻カテーテルより異物感は少ない．

6. チューブ空腸瘻

　開腹により行う方法で，Needle catheter jejunostomy（**図3**）とWitzel型あるいはStamm型造設法がある．前者は穿刺針を使用してTreitz靱帯より肛門側空腸の漿膜下に数cmのトンネルを作成後，カテーテルを腸管内腔へ挿入する．その後，カテーテルを腹壁外に出し，腸管を腹壁に固定する．後者のWitzel型造設法はTreitz靱帯より肛門側空腸に直接カテーテルを挿入後，挿入部より口側約5 cmにわたりカテーテルを取り巻くように漿膜—漿膜縫合によるトンネルを作成する方法である．その後はNeedle catheter jejunostomyと同様の手技を行う．Stamm型造設法はこのトンネルを作成しない方法である．小児は空腸径が細く，Witzel型造設法では腸管の狭窄を生じる可能性があるためStamm型造設法を行うことが多い．胃・十二指腸を介さずに直接空腸へカテーテルが挿入されるため，胃内への胆汁逆流はきたさない．

○ 経管栄養，特に胃瘻に関する合併症

1. 皮膚・瘻孔トラブル

　皮膚トラブルの原因としては消化液の漏れ，胃瘻ボタンによる機械的刺激，真菌感染などである．漏れによる慢性的な湿潤環境は真菌感染の原因となる．ここでは胃瘻ボタンによる機械的刺激や湿潤環境の予防について患者母親のアイデアをもとに私見を述べたい．高吸水性ポリマーを数センチ角に切断し，穴の開いたビニール袋でラップする．これを皮膚面に設置し，その上に化粧用パフで圧迫する．この方法は吸水性と軽度の圧迫により漏れを少なくし，湿潤環境を予防するのにすぐれている（**図4**）．また，漏れの原因として瘻孔の開大がある．これに対しては上記の方法である程度対処できるが，根本的な原因となる低栄養の改善を考えたい．

2. 消化管トラブル

　消化管のトラブルとしては下痢が最も多く，この原因は栄養剤の投与速度によることが多い．胃内への投与に関して，胃はリザーバーの役目を果たしており，1回注入量としてボーラ

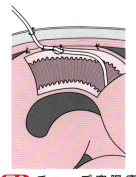
図3 チューブ空腸瘻 (Needle catheter jejunostomy)

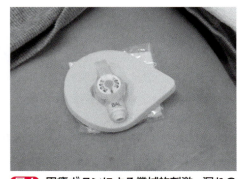
図4 胃瘻ボタンによる機械的刺激・漏れの防御［口絵7 p.iv］
ラップした高吸水性ポリマーと化粧用パフを利用．

スで200mL程度の注入でも問題はない．一方，幽門後への投与の場合，100mL/時を超えると下痢をきたす頻度が増すといわれている．小児の場合はさらに少ない量を投与する必要がある．また，注入に際しては経腸栄養ポンプを必ず用いる．

経管栄養（特に胃瘻ボタン）ケア

①手洗い：胃瘻を扱う場合は感染防御に努める．
②胃瘻周囲の観察：発赤，腫れ，熱，化膿，胃内容物漏れがないか確認する．
③瘻孔周囲の洗浄：ボタンの挿入部を水で洗浄し，水分を拭き取る．
④カテーテル内腔の洗浄：栄養剤注入後は白湯で内腔をフラッシュする．
⑤定期的なバルーン充填液量の点検：バルーンの大きさが自然と小さくなるので，1回/週程度の確認が必要である．バルーンの液量を確認し，異常に少ないか，ない場合はバルーンの損傷が考えられるため，ボタンをテープで固定し，医師へ連絡する．ただし，製品によってはバルーンの液量確認を禁止しているものもある．
⑥胃瘻ボタンによる皮膚の圧迫状態を確認：ボタンにより皮膚が圧迫されるため，1回/日はボタンを回転させる必要がある．
⑦胃瘻ボタンおよび接続カテーテル閉塞の予防策：栄養剤を投与するたびに投与前後でカテーテル内を白湯または微温湯でフラッシュし，長時間の持続投与の場合には4～6時間ごとにはチューブ内を白湯でフラッシュする必要がある．
⑧カテーテルが閉塞した場合の解除方法：接続カテーテルとの接続部が閉塞することが多い．閉塞部位を確認後，必要であれば接続をはずし，接続カテーテルをフラッシュする．胃瘻ボタンが閉塞している場合は，過度の圧力を加えず，医師に連絡する．

❖ 参考文献

- 保木昌徳：栄養管理に必要な手技と検査．山東勤弥，ほか（編集）：レジデントのための栄養管理基本マニュアル NSTディレクターになるための必読書．文光堂，2008：73-79．
- 江上　聡，丸山道生，川崎成郎，土岐　彰，井上善文：投与経路別ケアとトラブルの対処法．消外Nurs 2010；15：237-290．
- 土岐　彰：小児患者．薬事 2012；54：1837-1841．

（土岐　彰）

D 医療的ケア児の栄養管理各論

医療的ケア児の外科治療と栄養
3 胃食道逆流について

> **Point**
> ▶ 胃食道逆流症（GERD）は嘔吐を主訴とするが，その他多彩な臨床症状を呈し，潜在性のものや繰り返す肺炎によって発見されることがある．
> ▶ 胃瘻造設術後に症状が出現あるいは増悪することがある．
> ▶ 姿勢療法などの保存的治療や薬物療法で症状の改善が認められなければ手術治療の適応となるため，早めの小児外科コンサルトが望ましい．

GERの病態と原因

　胃から食道への胃内容の逆流は生理的な現象であり，胃食道逆流（gastroesophageal reflux：GER）とよばれる．GERの頻度や程度（逆流時間）が一定のレベルを超えて，症状を呈するようになると胃食道逆流症（gastroesophageal reflux disease：GERD）となる．胃内容が胃酸とともに食道内へ逆流することにより，様々な症状を惹起する．

　GERの原因は，従来は下部食道括約筋機構（lower esophageal sphincter：LES）の発達が不良で，LESの圧と胃内圧とのバランスによるものと考えられていたが，近年では一過性のLESの弛緩がGERに関する重要なメカニズムであると考えられている．

臨床症状

　症状は多彩で，消化器症状としては嘔吐，吐血，下血，腹痛などである．乳児例ではこどもの成長とともにLESの収縮力が強くなり，症状は改善することが多い．逆流の程度が強い場合は，徐脈やチアノーゼを認めることがある．重症心身障害児や食道閉鎖症，横隔膜ヘルニアの術後に認められる症例では，重度の逆流性食道炎を生じることがある．年長児では逆流性食道炎に伴う胸焼け，胸痛を訴えることもある．呼吸器症状としては，慢性咳嗽，喘鳴，喘息発作，反復性呼吸器感染，無呼吸発作などである．その他，体重増加不良や哺乳不良，不機嫌，嗄声，胃酸による歯牙の酸蝕などを認めることがある．また，GERDは乳幼児突発性危急事態の原因として重要である．

　医療的ケア児のGERDに関して留意すべきは，胃瘻造設術後にGERDの症状が出現あるいは増悪する可能性があることである．

診断

　臨床症状や病歴から本症が疑われる場合は，積極的に各種検査を組み合わせて行い診断する．また，食物アレルギーにより類似の嘔吐を認めることがあり，鑑別診断として留意する必要がある．

1. 上部消化管造影検査

　下部食道から胃へのクリアランスの確認，食道胃接合部の解剖学的異常の有無，His 角の確認，胃内容の食道内への逆流の程度などを評価する．食道裂孔ヘルニアや肥厚性幽門狭窄症などの器質的疾患，胃軸捻転症などを除外することも重要である．造影検査は限られた時間での評価であることに留意し，臨床症状と検査結果に乖離が認められる場合は，再検査や食道 pH モニタリングなどほかの検査結果との総合的判断が必要である．経鼻胃管による栄養管理中のこどもでは，胃管に沿って逆流が起こりやすくなることがあるが，こどもの普段の状態把握のために胃管挿入のまま検査を行うことも検討する．

2. 食道 pH モニタリング

　GERD の診断に重要であり，経鼻挿入した pH センサーを下部食道内に留置し，pH の変化を 24 時間測定し評価する．通常，食道内は中性であるが，酸性の胃内容が食道内に逆流することで，食道内の pH が 4 未満になるため逆流の有無を評価することができる．下部食道の pH 4 未満の時間率が 4.0％以上で逆流ありと診断される．そのほか，逆流率，逆流時間，逆流回数などによって GER の客観的評価が可能であるが，非酸性逆流は同定できないことに留意が必要である．また，既にヒスタミン H_2受容体拮抗薬やプロトンポンプ阻害薬などの胃酸分泌抑制薬を投与中のこどもにおいては検査の際に留意する必要がある．

3. 食道内圧検査

　多チャンネル内圧測定カテーテルを用いて，食道，胃の内圧を測定する．LES の圧や長さの測定により，LES 機能を評価することが可能である．

4. 食道インピーダンス検査

　近年，食道 pH モニタリングに代わる GERD の検査として導入されたもので，複数の電極と pH センサーが配置されたカテーテルを食道内に挿入留置し，24 時間測定する．食道内容の電気抵抗値を測定することで，内容物の成分の性状（液体かガスか），移動方向（嚥下か逆流か）などを評価する．本検査では非酸性逆流の同定評価も可能である．

5. 上部消化管内視鏡検査

　逆流性食道炎の評価に有用である．こどもにおいても病悩期間が長い症例では Barrett 食道の有無にも留意が必要である．こどもでは全身麻酔が必要であることが多いが，粘膜生検も可能であり必要に応じて施行する．

治療

　こどもでは GER のみでは治療は不要であることが多いが，吐下血や体重増加不良などいわゆる GERD 症状を呈する場合や，逆流性食道炎を認める場合は治療介入が必要となる．

　まずは内科的治療として，少量頻回授乳や授乳後の排気励行，食直後の頭部挙上などの生活

指導を行う．粘度の高いミルクの使用や排便管理が有用なことがある．薬物療法としてヒスタミン H_2 受容体拮抗薬，プロトンポンプ阻害薬などの胃酸分泌抑制薬，モサプリドや六君子湯などの消化管機能改善薬の投与が行われる．これらの内科的治療の効果が不十分な場合は外科治療を考慮する．

外科治療としては，開腹下あるいは腹腔鏡下での噴門形成術が行われるが，近年はより低侵襲な腹腔鏡下手術が選択されることが多い．さらに腹腔鏡下手術は，側弯の強い症例や胃瘻造設術後の症例にも有用である．噴門形成術の術式は様々なものがあるが，いずれも十分な腹部食道の剝離と確保，横隔膜脚の縫縮による食道裂孔の縫縮，胃底部を用いた腹部食道の wrapping を行う．噴門形成術は内科的治療に比べて逆流防止効果は高いが，下部食道の通過障害や胃内ガスの排気困難を認めたり，腹部膨満（gas bloat 症候群）やダンピング症状を認めたりすることがあるため注意を要する．

また，術後に側弯の進行などにより逆流防止効果が低下し GERD の再発を認めることもあるため，術後のフォローや必要に応じた再検査も大切である．

❖参考文献
・藤代　準：胃食道逆流症．上野　滋（監修）：標準小児外科学．第 8 版，医学書院，2022：159-161.

（小野　滋）

Column 新規格の経腸栄養デバイスを使ううえでの工夫

誤接続による死亡などの重大事故防止のため，国際標準規格の経腸栄養用コネクタ ISO 80369-3（新規格）が国内導入された．新規格の接続部内径は 2.9 mm と狭く，オスメスが逆になり，接合部にはロック機能がついている．新規格の問題点として，薬剤の吸い上げ，ミキサー食の注入，コネクタ部の汚染などがあげられているが，ここでは栄養カテーテル接合部の洗浄方法に関する検討[1]を行ったので参考にしていただければ幸いである．

接合部のよりよい洗浄方法を検索することを目的に，洗浄方法を水洗浄（カテーテル先端を水につけて用手的に振動させる），歯ブラシ，綿棒，EnClean®（洗浄用専用ブラシ）の 4 方法とし，使いやすさとカテーテル接合部の細菌数を計測した．経腸栄養モデルを作成し，毎日半固形栄養製剤をカテーテルに注入後に先端を 4 方法で洗浄し，それぞれのカテーテルは 37℃で保管した．7，14，21，28 日目のカテーテル先端の細菌数を測定し，洗浄しない場合と比較した．水洗浄は簡便で多くの栄養剤残渣を取り除くことができたが，ほかの 3 方法は汚れた溝に用具が入りにくいなど手間がかかり，残渣も多かった．カテーテル先端の細菌数は洗浄方法によらず一定であり，洗浄しない場合も同じであった．水だけでは器具についた栄養剤の油が洗浄しきれないためと考える．細菌数に差はなくても見た目の印象，べたつきによる蓋の破損などから洗浄は必要で，洗浄方法においては操作回数が少なく簡便な水洗浄が推奨される．

❖文献
1) Koya H, et al.：Comparison of methods for cleaning enteral feeding tube junctions of the new international standard（ISO 80369-3）．Ann Nutr Metab 2022；78：207-212.

（倉田なおみ）

D 医療的ケア児の栄養管理各論

3 医療的ケア児の外科治療と栄養
4 気管切開について

> **Point**
> ▶ 気管切開が必要な病態を理解する．
> ▶ それぞれの病態に応じたメリット・デメリットを把握する．

○ 気管切開について

　気管切開では，瘻孔化した気管切開孔を通して，皮膚から気管内腔にカニューレを挿入して管理を行う（図1）．気管切開を必要とする病態は，気道狭窄による呼吸不全に対して安定した気道確保を目的にする場合，喉頭機能不全による誤嚥に対して吸痰やカフ付カニューレによる誤嚥制御を目的とする場合，重症心疾患や外傷などで長期呼吸管理を必要とする際に長期挿管を避けることを目的とする場合，などがおもなものである．

○ 気管切開の適応とそれぞれの病態に合わせた手術

　気道狭窄では気道確保目的に気管切開が適応となることが多い．重度の喉頭軟化症，両側声帯麻痺，気管・気管支軟化症といった通常通りに挿管が行える病態や小顎による舌根沈下など

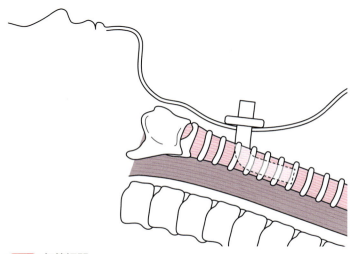

図1 気管切開

挿管困難であっても何とか挿管可能な場合は，型通りに頸部横切開から気管前壁を剥離し，第二〜三気管輪を中心に気管前壁を縦切開または逆U字切開して気管切開カニューレの挿入を行う．器質的な狭窄によって挿管不能な場合では，声門下狭窄などの上気道狭窄や頸部に限局した気管狭窄といった，気管切開部位から尾側にカニューレ挿入可能な病態が気管切開の適応となる．挿管できないため，ラリンゲルマスクやマスク換気下，または挿入可能な位置まで留置した浅い挿管チューブによる換気下に手術を行わなければならない．手術のために頸部を伸展させた体位で換気が安定していれば，型通りの手術を行うことができる．安定しない場合は，できるだけ早く気管切開カニューレを挿入する必要がある．輪状軟骨や気管輪の位置を同定し甲状腺狭部を切離して手術を行う時間がなければ，甲状腺下端を少し剥離する程度で簡単に露出できる部位にて気管切開を行わなければならず，かなり低位の気管切開となる．また，頸部に限局した気管狭窄の場合も狭窄部の尾側で気管切開を行う必要があり，やはり低位の気管切開となる．このような上気道狭窄に対する気管切開は，待機手術で十分な準備下に行える場合が多いが，呼吸状態が急速に悪化した場合は，即刻気管切開を行うことが要求されることもある．

　喉頭機能不全による嚥下障害では，唾液の垂れ込みに対する気管内吸引のルートが必要な場合や，カフ付カニューレによる誤嚥制御が求められる場合などで気管切開が行われる．気管切開では十分に管理しきれない場合は，喉頭気管分離術が必要となることも多い．手術にあたって，挿管は基本的に可能なため，ほとんどの症例で型通りの手術を行うことができる．一方で，喉頭機能不全は重症心身障害児に多くみられるが，体幹の変形が重度の場合，気管切開を行うべき第二〜三気管輪周辺を腕頭動脈が通過している場合がある．また，頸が短く頸部からのアプローチで気管に到達できない場合や，ムコ多糖症などで後屈位にて頸部を伸展することができない場合もある．これらの場合，通常の気管切開を行うことは困難なため，輪状甲状靱帯を切開するか，それだけでは必要な気管切開カニューレが入らない場合は輪状軟骨中央部を追加切除してカニューレを挿入する．

　重症心疾患や外傷などで長期呼吸管理を必要とする場合，長期挿管を避けることを目的として気管切開が行われることがある．ほとんどの場合，すでに挿管されているため，気管切開は型通りの手術を行うことができる．

気管切開のメリット，デメリット，ケアの留意点，合併症とその対策

　気道狭窄に対する気管切開のメリットは，安定した気道が確保できることである．ほかに長期間気道を維持できる方法がないため，あらゆるデメリットに勝る．ほかの病態に比べて，気管切開カニューレの事故抜去がそのまま窒息につながる可能性が高いため，事故抜去を防ぐためのカニューレ固定をしっかり行うこと，万一事故抜去が起きた際の対応を決めておき迅速に対処できるようにしておくなど，日々の管理に注意が必要である．

　喉頭機能不全に対する気管切開のメリットは，適応と重なるが気管内の吸引ルートができることである．喉頭気管分離との対比でいえば，声を出すことが可能な点もメリットとなる．一方で誤嚥の完全な制御はできないことがデメリットとなる．そのため，気管内吸引や，気管切

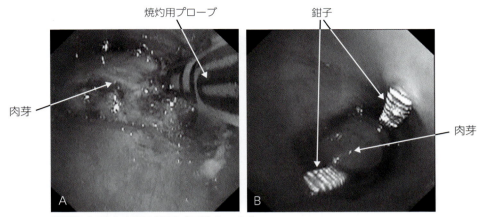

図2 気管内肉芽の処置 [口絵8 p.iv]
A：レーザーによる焼灼．
B：気管切開口から挿入した鉗子で肉芽を挟み込んで摘出する．

開カニューレに付けているガーゼの交換が頻回となる．また，カフ付カニューレで誤嚥制御を行っている場合は，カニューレ交換時にカフ部分が引っかかり，出血を起こしたり交換困難となったりすることがある．

　長期挿管を避けるための気管切開では，メリットは経口や経鼻挿管のテープによるチューブ固定に比べて，しっかりした固定ができるようになるため，事故抜管の可能性が下がること，事故抜去が起きた場合も，挿管チューブの再挿管に比べて気管切開カニューレの再挿入は容易であることがある．デメリットは手術が必要となることである．

　各病態に共通した合併症としては，気管内肉芽が最も頻繁にみられる．気管切開口の頭側，気管内口側から見るとカニューレの手前腹側にできやすい．管理上はあまり問題にならないが，声が出にくくなることがあり，気管切開離脱に向けては障害となることもある．そのような場合は，レーザーで焼灼したり（図2A）気管切開口から鉗子を挿入して摘出（図2B）したりする．気管切開カニューレ先端に肉芽ができた場合は呼吸困難の原因となるため，カニューレの長さを調整して肉芽を乗り越えるようにする．まれだが最も重篤な合併症は気管腕頭動脈瘻で，気管切開カニューレから大出血をきたす．対応はカフ付挿管チューブによる出血点の圧迫で出血のコントロールを行いつつ，緊急で腕頭動脈離断術を行う．

　気管切開管理そのものに特有の栄養管理はない．適応となる病態に合わせた栄養管理を行うが，気道狭窄では通常の食事を経口摂取していることが多く，喉頭機能不全では胃瘻からのミキサー食や経腸栄養剤の注入が多い．長期呼吸管理が必要な場合は，中心静脈栄養（TPN）が必要なことも多い．

〈福本弘二〉

D 医療的ケア児の栄養管理各論

4 在宅人工呼吸療法(HMV)における栄養管理について

> **Point**
> ▶ 小児在宅人工呼吸療法(HMV)の原因疾患は様々であり，病態に応じた栄養管理が必要になる．
> ▶ HMVの栄養障害を引き起こす要因も認識しておく．
> ▶ HMVでは呼吸管理のみならず栄養管理も生活の質の向上のため重要である．

近年，こどもにおける集中治療の進歩や在宅人工呼吸器の改良などを背景に在宅人工呼吸療法(home mechanical ventilation：HMV)を必要とするこどもの顕著な増加がみられる(**図1**)[1,2]．

HMVには気管切開を介して行う侵襲的人工呼吸(tracheostomy positive pressure ventilation：TPPV)とマスクを介して行う非侵襲的人工呼吸(noninvasive positive pressure ventilation：NPPV)があるが，わが国ではこどものNPPVは欧米に比較して少なくHMVの中心はTPPVである．HMVの原因となる疾患は様々であり，複数の要因が合併していることも少なくない(**表1**)[3]．

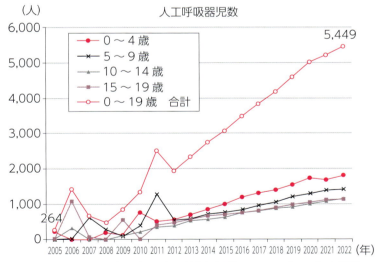

図1 年齢階級別の在宅人工呼吸療法を必要とするこどもの年次推移

[奈倉道明　令和5年度「在宅医療関連調査・講師人材養成事業」：小児在宅医療の全体像(行政とのかかわり～制度まで)．https://www.mhlw.go.jp/content/10802000/001237298.pdf/田村正徳，ほか　厚生労働科学研究費補助金障害者政策総合研究事業：医療的ケア児に関する実態調査と医療・福祉・保健・教育等の連携促進に関する研究．https://mhlw-grants.niph.go.jp/project/27264(アクセス日：2024年10月11日)より改変]

89

表1 小児在宅人工呼吸療法（HMV）の原因疾患

| 呼吸仕事量の増大 | ・閉塞性障害
睡眠時無呼吸
頭蓋顔面変形症
喉頭軟化症
気管・気管支軟化症
気管支拡張症
閉塞性細気管支炎

・拘束性障害
脊柱側弯症
胸郭変形
肺低形成
間質性肺疾患

・混合型障害
新生児慢性肺疾患
先天性心疾患 | 呼吸ポンプの障害 | 脊髄性筋萎縮症
筋ジストロフィー
重症筋無力症
脊髄損傷
横隔膜機能障害
運動神経疾患 |
| | | 呼吸中枢の障害 | 先天性中枢性肺胞低換気症候群
後天性脳障害
（低酸素，脳炎脳症，腫瘍外傷，梗塞など）
キアリ奇形
代謝性疾患 |

〔Preutthipan A：Home Mechanical Ventilation in Children. Indian J Pediatr 2015；82：852-859 より改変〕

表2 HMV の栄養障害を引き起こす要因

- 呼吸仕事量の増減によるエネルギー需要の変動
- 呼吸器感染症の反復
- 嚥下機能障害（誤嚥）
- 胃食道逆流症

〔Yuan N, et al.：Outpatient Care of the Ventilator Dependent Child. In Sterni LM, et al.（eds）：Caring for the Ventilator Dependent Child A Clinical Guide. Humana Press, 2016：145-164 をもとに作成〕

頻度の高い原因疾患は，中枢神経障害や神経筋疾患，呼吸器疾患があげられる．原因疾患により ADL や予後は大きく異なるが，成長過程にある小児の HMV では適宜その管理を見直していく必要があり，安全に十分な栄養を摂取していくことは重要である．

HMV が抱える栄養に関する問題点について表にまとめた（**表2**）[4]．以下それぞれについて述べる．

呼吸仕事量の変動によるエネルギー需要の増減

上・下気道の閉塞や肺実質の障害，神経筋疾患による呼吸筋力の低下がみられる場合では，呼吸仕事量が増大しエネルギー需要が増加するため栄養不良をきたしやすい．

HMV の原因が中枢神経障害ではなく呼吸器疾患であり運動機能の障害が目立たない症例では日中は呼吸器から離脱していることも多くエネルギー消費量が大きくなりやすい．

また反対に中枢神経障害などによる活動量の低下や人工呼吸器による換気の補助はエネルギー需要の減少につながり栄養過多となる．

栄養不良をきたせば成長不良や呼吸筋力の低下を引き起こし，また免疫力の低下から呼吸器

感染症を反復し，さらに呼吸障害を増悪させる可能性もある．

　栄養過多となれば肥満をきたし上気道閉塞や胸隔コンプライアンスの低下につながり換気不良の要因となる．気管切開をしていない NPPV では特に影響が大きく注意が必要であり，体重増加前と同様の換気量を確保するためにより高い吸気圧での人工呼吸器設定が必要になる場合がある．肥満については低酸素脳症後などに引き起こされる汎下垂体機能低下症に使用するステロイド薬の影響にも注意が必要である．

　気管切開単独の管理から HMV を導入する場合や NPPV から TPPV に変更する際には呼吸仕事量が大きく減少しやすいため栄養摂取量の調整が必要になる．

　HMV 症例の消費エネルギーは個人差が大きく，間接カロリーメトリーによる消費エネルギーの測定は有用である．過不足なく適切な栄養を摂取し理想的な BMI の維持を心がけることが重要である．

呼吸器感染症の反復

　HMV 管理で最も問題になるのが呼吸器感染症である．感染症罹患時には一時的に栄養を中断することが多く，また発熱や呼吸障害により消費エネルギーの増大がみられ栄養障害の一因となる．呼吸器感染症を反復する症例では分泌物のクリアランスが不十分なことが多い．気道の加湿不良はその大きな要因であり，呼吸器回路から過度のリークをきたさないように適切なサイズの気管切開カニューレに適宜サイズアップを行うことや，加温加湿器や呼吸器回路の種類の変更，回路の保温などに努め加湿効率を高めることが重要になる．薬物治療としては去痰薬の内服や少量マクロライド療法が有効な場合がある．少量マクロライド療法は効果があっても安易に継続するのではなく定期的に中止が可能か評価を試みたい．また換気が不十分な場合でも呼吸器感染症をきたしやすいことがあり呼吸器設定を上げ十分な換気を確保することで改善する場合もある．

嚥下機能障害（誤嚥）

　HMV の主たる原因となる中枢神経障害や神経筋疾患では嚥下障害を高頻度に合併する．また気管切開による気道内圧の低下，気管切開カニューレによる食道の圧排，呼吸筋力の低下や咳反射の減弱も誤嚥の原因となる．神経学的に大きな問題がない呼吸器疾患においても努力呼吸による不整な呼吸では嚥下と呼吸のタイミングがあわずにしばしば誤嚥の原因になる．必要に応じて嚥下内視鏡検査や嚥下造影検査による評価を行い，また検査の際には摂取食物にとろみを添加し段階的に変化させ摂取可能な形態を確認することも有用である．正常な嚥下機能があっても慢性呼吸障害による疲労のため十分に経口で食事がとれない場合もある．適切な栄養を経口で安全に摂取できない場合は経鼻胃管や胃瘻による栄養が必要になる．経鼻胃管は上気道の刺激となり分泌物が増加し呼吸障害の原因となることがある．また経鼻胃管ではミキサー食を使用しがたいデメリットもあるため長期に経鼻栄養の離脱の見込みがない場合は，可能な限り早期の胃瘻増設が望ましい．

　重度の呼吸障害のため HMV を行っている症例では完全経管栄養となっている場合が多い．

通常の発達では生後 2〜4 か月の間に嚥下と吸啜は反射的に行われ，その後は徐々に自発的なものとなり経口摂取が確立されていく．この時期に経口摂取が行われていないと口腔運動や口腔内の感覚の問題が発生し，呼吸障害が改善してから経口摂取を開始しようとしても全く受け付けない場合が少なくない．嚥下機能障害の程度にもよるが乳児期早期の適切な時期にごく少量であっても経口摂取を勧めておく意義は大きい．

胃食道逆流症（GERD）

中枢神経障害や神経筋疾患では食道蠕動運動の低下や下部食道括約筋（LES）の機能低下により胃食道逆流症（GERD）の頻度が高いことが知られている．また呼吸器疾患においても気道狭窄や努力呼吸により食道内陰圧が増強し GERD をきたしやすい．嘔吐がみられなくとも GERD が呼吸障害の原因となっている場合もあり，疑わしい症例では上部消化管造影や 24 時間 PH モニターでの評価が有用である．また GERD では逆流した胃内容物が誤って気道に入り込む微小誤嚥（microaspiration）や逆流した胃酸の刺激により喘鳴や呼吸器感染症反復の原因にもなる．

GERD に対しては食事へのとろみの添加や酸逆流がみられる場合では制酸剤の使用，重度の場合には噴門形成術が考慮される．噴門形成術は侵襲的な治療になるが HMV 症例の呼吸障害や呼吸器感染症の頻度が大きく改善することを時に経験する．また便秘も HMV 症例で見られることがあるが GERD の増悪因子となるため積極的な治療を行う．

* * *

HMV における栄養管理は，全体的な健康と生活の質に大きな影響を与える．栄養障害の原因となりやすい背景に注意し，定期的な栄養評価を行い多職種で連携して食事指導を行う必要がある．

❖文献

1) 奈倉道明　令和 5 年度「在宅医療関連調査・講師人材養成事業」：小児在宅医療の全体像（行政とのかかわり〜制度まで）．https://www.mhlw.go.jp/content/10802000/001237298.pdf（アクセス日：2024 年 10 月 11 日）
2) 田村正徳，ほか　厚生労働科学研究費補助金障害者政策総合研究事業：医療的ケア児に関する実態調査と医療・福祉・保健・教育等の連携促進に関する研究．https://mhlw-grants.niph.go.jp/project/27264（アクセス日：2024 年 10 月 11 日）
3) Preutthipan A：Home Mechanical Ventilation in Children. Indian J Pediatr 2015；82：852-859.
4) Yuan N, et al.：Outpatient Care of the Ventilator Dependent Child. In Sterni LM, et al.(eds)：Caring for the Ventilator Dependent Child A Clinical Guide. Humana Press, 2016：145-164.

（錦戸知喜）

D　医療的ケア児の栄養管理各論

5　てんかんをもつこどもの栄養管理

Point

▶ てんかんをもつこどもには特別な食事の配慮は不要であり，適切な食事習慣を身につけることを目標とする．

▶ ケトン食療法は，薬剤抵抗性てんかんなどの治療に有用であるが，その実施にあたっては医師と栄養士の指導が必要である．

てんかんの基礎知識

　　てんかんは，大脳皮質の過剰な興奮による脳機能障害発作（てんかん発作）を慢性的に繰り返す疾患である．一般的には，てんかん発作には明らかな引き金（誘因）はない．てんかん発作の症状は，発作が始まる場所やその後の興奮の広がり方によって，多彩な症状を示す．一般の人が想起しがちな全身けいれんを起こす発作はあまり多くない．身体の一部だけがけいれんする発作，意識を失うだけの発作，一瞬の短い動きの発作，意識が曇って場にそぐわない言動をする発作なども多く，倒れることはあまりない．一方，失神では意識を失って転倒したあとにけいれんを起こすことがあり，てんかんと間違われやすい．

　　てんかんの診断で最も重要なのは，症状の問診である．最近では，家族が発作の様子をスマートフォンで撮影した動画を持参することも多く，てんかんの診断に役立つ．脳波検査はてんかんの診断の補助として重要であるが，てんかんをもつこどもの脳波に異常を認めないことは少なくなく，てんかんでないこどもの脳波に異常を認めることもまれでない．したがって，脳波を根拠にてんかんと診断することは不適切である．

　　てんかんの治療の主体は抗てんかん発作薬であるが，すべてのてんかんをもつこどもに薬剤が必要とは限らない．発作の症状や頻度，発作が起きる時間帯などを考慮して，抗てんかん発作薬が必要か否かを決める．抗てんかん発作薬は単剤投与が原則であるが，発作が薬剤抵抗性である場合にはやむを得ず多剤併用を行うことがある．抗てんかん発作薬では発作の抑制が難しい場合は，外科的な治療を考慮することがある．また，ケトン食という食事療法により治療を試みる場合もある．

　　こどものてんかんの予後は，成人のてんかんに比べて良好である．こどものてんかんの約2/3は自然終息性で，治療を行うか否かにかかわらずある年齢に達すると自然に発作が起きなくなる．一般に，発作を2年以上認めない場合には，抗てんかん発作薬の減量や中止を考慮することができる．てんかんの併存症としては，神経発達症（いわゆる発達障害）や知的発達症（いわゆる知的障害）などがある．これらの併存症は，てんかん発作が原因なのではなく，てんかんを起こす基礎疾患が原因と考えられる．

てんかんをもつこどもの栄養管理

　特定の食物がてんかん発作の誘因となることはなく，てんかんを理由に特別な栄養管理を行う必要はない．てんかんのないこどもと同じように，バランスがとれた食事を規則正しく摂る食事習慣を身につけるのがよい．

　薬剤と食事の関係では，グレープフルーツが特定の抗てんかん発作薬（カルバマゼピンやフェニトインなど）の代謝を抑制し，血中濃度を上げることが知られている．カルバマゼピンを内服しているこどもでは，多量のグレープフルーツジュースを頻繁に飲むことは控えたほうがよいが，厳密すぎる制限は避けるべきであろう．抗てんかん発作薬のなかには，食欲に影響する薬剤がある．フェンフルラミン，トピラマート，ゾニサミドは食欲を低下させる可能性がある．これらの薬剤を内服しているこどもでは，食欲や体重の変化に注意が必要である．一方，バルプロ酸は食欲を亢進させることがある．食欲が亢進した際には，肥満につながらないような栄養指導が必要な場合がある．また，バルプロ酸はカルニチン低下をきたすことが知られており，高用量の内服をしていたり栄養摂取に問題を認めたりするこどもでは，カルニチン補充を考慮する．

　てんかんをもつこどもには，重い基礎疾患をもつこどもが少なくない．経口摂取ができず，経管栄養を行っているこどももいる．経管栄養が必要な児の栄養管理については**D-3-2 経管栄養について**に記述されているので，そちらを参照されたい．経口摂取ができないこどもでは，必要なエネルギーとたんぱく質を与えること，不足しやすいビタミンや微量栄養素に留意することが重要である．

　併存症として自閉スペクトラム症などの神経発達症があるてんかんをもつこどもでは，偏食が問題になることがある．偏食そのものがてんかんに影響を与えることはないと考えられるが，微量栄養素の摂取不足に注意が必要である．ビタミン B_1 欠乏症やビタミン C 欠乏症などをきたすことがあり，栄養素の摂取状況を確認することが求められる場合もある．

てんかんのケトン食療法

　ケトン食療法とは，糖質の代わりにケトン体を脳のエネルギー源にすることで発作軽減を期待する食事療法である[1,2]．糖質を制限してエネルギーが不足すると，エネルギーをまかなうために体内の脂質を分解してケトン体が作られる．こうして生成されたケトン体が，てんかん発作を抑制する作用を発揮する．ケトン食がなぜてんかんに有効であるかいまだ十分に解明されていないが，ケトン食によって体内のケトン体・多価不飽和脂肪酸・γ-アミノ酪酸（GABA）が増加し，これらの働きによって神経細胞の興奮が抑制されることが想定されている．ケトン食は著しくバランスが偏った食事であり，医師と栄養士の指導が必要であるため，入院して導入する．

　ケトン食療法は，抗てんかん発作薬では十分な効果が得られない様々なてんかんに有効なことが知られている．日本では，ケトン食療法は 2016 年にてんかん食という名称で，難治性てんかん・GLUT-1 欠損症・ミトコンドリア病を対象に保険適用を取得した．一方，脂肪酸 β 酸化障害・カルニチン欠乏症・ピルビン酸カルボキシラーゼ欠損症・ポルフィリン症・ケトン体産

生異常などでは禁忌である.

　ケトン食療法では，米飯・パン・麺類など糖質を多く含む食材はできるだけ使わないようにする必要がある.　砂糖の代わりに人工甘味料を使用したり，卵・豆腐・肉・魚を主体の食事に食用油を添加したりするなどの工夫を行う.　古典的なケトン食療法では，食事中の脂質と(糖質＋たんぱく質)の比率(ケトン指数)を3～4：1にする.　ケトンフォーミュラという特殊ミルクは，ケトン指数が2.9と高いのでケトン食に有用で，通常のミルクの代わりに様々な料理にも利用することができる.　たんぱく質は1g/kg/日程度に制限することが必要であるが，成長に支障をきたさないように注意が必要である.　古典的ケトン食は継続がやや難しいが，制限を緩和した修正アトキンス食もてんかんに対して有効である.　修正アトキンス食では，たんぱく質の摂取は制限せず，糖質のみを10～15g/日に制限して脂質を多めに摂取する.　特に学童期以降では，修正アトキンス食は古典的ケトン食よりも継続しやすい.　ケトン食療法では果物，野菜，穀物などが制限されるため，ビタミン・ミネラルが不足する.　適宜ビタミンやミネラルの測定を行い，サプリメントなどの補充を考慮する.　ケトン食糧法が効果を認める場合には，2～3年をめやすに継続する.

　ケトン食療法の副作用にも注意が必要である.　ケトン食の導入時には，低血糖・悪心・嘔吐・下痢などの副作用を認めることがある.　導入後の副作用としてはアシドーシス・高尿酸血症・低カルシウム血症・高コレステロール血症・低カルニチン血症・腎結石・便秘などがある.

　ケトン食療法の利点としては，抗てんかん薬が効かない難治性てんかん患者に有効である可能性があること，薬剤による副作用がないことがあげられる.　一方欠点としては，高脂肪食のため献立の工夫が必要であること，継続が困難な場合があること，一般の食事と比べて栄養学的に偏った食事であること，家族や友達と同じものを食べられないことがある.　現在は，ケトン食の献立に関する書籍や情報がかなり入手しやすくなったので，以前よりは導入の障壁は低くなっている.　薬剤が効かないてんかんをもつこどもでは，検討する価値がある治療法である.

❖文献

1) 柴田　敬：てんかんの食事療法. 小児内科 2021；53：1591-1595.
2) 石田倫也，ほか：ケトン食療法の進歩. 日臨 2022；80：2013-2018.

（奥村彰久）

D 医療的ケア児の栄養管理各論

6 食物アレルギー

Point

▶ 食物アレルギーは本来敵ではない食物に対する免疫反応により何らかの症状が起きることがある.

▶ 食物アレルギーの食物除去は必要最小限としなければならない.

▶ 離乳食では早期から多種の食物に慣らしていくのがよいとされてきている.

食物アレルギーとは

　アレルギーは本来敵ではないものに対する免疫反応により, 何らかの症状が起きることである. 食物アレルギー(food allergy)では, 栄養として摂取する食物に対する免疫反応の結果として, 何らかの症状が起きる[1]. ガイドラインでは「食物によって引き起こされる抗原特異的な免疫学的機序を介して生体にとって不利益な症状が惹起される現象」と定義されている[2]. 症状は, 皮膚(蕁麻疹など), 喉の違和感, 呼吸器(咳, 喘鳴), 消化器(腹痛・下痢・嘔吐), 神経(眠気など), 血圧低下など多彩であるが, そのなかでも最も頻度が高いものは蕁麻疹である. 診断は, 特定の食物に対して症状がみられたという事実と, 免疫によることを確認するための検査(特異的 IgE 抗体)の組み合わせによって行う. 検査で抗体があるというだけでは, 食物アレルギーと診断することはできない. 摂取することで症状が現れるかどうかを医療機関で確認する方法として, 食物経口負荷試験がある.

食物アレルギーの対処法

　食物アレルギーの対処法は, 原因となる食物を特定したうえで, その食物を除去することである. 原因となっている食物を食べなければ, 症状が起きないといっているにすぎない. 食物除去は栄養面や生活面での不自由につながりえるので, 必要最小限としなければならない. 以前には, 家族に食物アレルギーがあるというだけで, あらかじめ食物除去をしておこうとしていた時代があったが, 最近では, あらかじめ食物除去することは予防にはつながらないことが明らかになっている. また, 安全に食べることができる条件がわかっている場合は, その範囲内で食べるようにしておくほうが, その後の食物アレルギーの軽減や予防に有利であると考えられはじめている. また皮膚のケアにより, 皮膚状態をよくしておくことも有利であると考えられている. 食物アレルギーは, 通常は食物を食べることによって症状が起きるが, 食物が皮膚や粘膜に接触することで症状が起きる場合もあり, それも食物アレルギーに含まれる. 症状

が口腔，喉に限局するものを，口腔アレルギー症候群といい，花粉症との関連があることから，花粉-食物アレルギー症候群と重なる概念ともなっている．特定の食物を摂取した後に運動するという組み合わせがあるときだけに全身型の症状があらわれるものを，食物依存性運動誘発アナフィラキシーという．

食物アレルギーの予防をみすえた食物摂取

食物アレルギーを予防する観点から，離乳食の導入がどうあるべきかについての，最近の知見を紹介する．1990 年代には WHO は離乳食は 6 か月以降に，鶏卵は 10 か月以降，ピーナッツは 3 歳以降を推奨していた．米国小児科学会は 2000 年には離乳食は 6 か月以降，乳製品は 1 歳以降，鶏卵は 2 歳以降，ピーナッツ，ナッツ類，魚は 3 歳以降としていたが，2008 年に離乳食を遅らせることがアレルギー発症予防に有効ではないとした．欧州小児消化器肝臓栄養学会の栄養委員会からも 2008 年に同様の声明が出された．この時点ではそれぞれの食物についての開始のタイミングについてはその後の調査によるとされ，世界各地で多くの調査がなされた．

離乳食における食物アレルギーの発症予防について，考え方の大きな変化のきっかけとなったのは，2015 年に発表されたピーナッツについての英国での研究である．生後 4 か月以上 11 か月未満のハイリスク乳児（アトピー性皮膚炎や鶏卵アレルギーがあるこども）640 人を対象に，ピーナッツ摂取と回避のいずれが発症予防に有効かをランダム化比較試験したところ，intention-to-treat 解析で，5 歳におけるピーナッツアレルギーの発症率が除去群で 17.2％，摂取群は 3.2％であり（LEAP スタディ），さらに 5 歳から 1 年間完全除去の期間を設けても，その効果が継続していた（LEAP-ON スタディ）．これにより，ピーナッツアレルギーの発症リスクが高い国では，乳児の離乳時期についてはなるべく早くピーナッツの摂取を開始するべきであるとする国際的コンセンサスステートメントが発表されるに至った．

2016 年には，ランダム化比較試験を総合的に分析したシステマティックレビューで，鶏卵とピーナッツの離乳期早期（4〜6 か月）からの摂取は，それぞれ鶏卵アレルギー，ピーナッツアレルギーの発症リスクを低下させると結論づけた．

また，わが国で行われたランダム化比較試験（PETIT スタディ）では，アトピー性皮膚炎の乳児 121 人を対象に，積極的な湿疹コントロールによる寛解状態を維持したうえで比較し，生後 6 か月からごく少量の加熱鶏卵を段階的に導入した群は，12 か月まで除去した群と比較し，鶏卵アレルギーの発症が 8％対 38％と有意に減少することが示された．

牛乳を摂取することについては，ほかの食物と異なる事情がある．それは，乳児用のミルクのたんぱく質が牛乳由来であるため，ミルクを飲んだことは牛乳を摂取したことになるからである．摂取時期とアレルギーとの関連について考えるうえではミルク（＝牛乳の成分）を飲むタイミングに注意が必要となる．生まれて最初の 3 日間（この期間は病院や産院にいる期間であるが），母乳だけにするか不足の場合アミノ酸乳のみを追加すると，普通のミルクを追加した場合に比べて，牛乳アレルギーの発症が少なくなるだけでなく，食物アレルギーやアナフィラキシーも少なくなるという研究結果がわが国から報告された．一方，生後 1〜3 か月の間に母乳に追加して普通ミルクを 1 日 10 mL 以上摂取する群と，必要時には大豆乳を追加して牛乳由来のミルクを摂取しない群を比べると，前者で牛乳アレルギーの発症が少なくなっているという研

究結果もわが国から報告された．さらに詳しく調べると，この研究に参加した乳児の多くは生後3日以内にミルクを飲んでいること，そしてその後ミルクをやめている場合に牛乳アレルギーの発症が多くなっていた．

現在はまさに新しい報告が出てきている段階なので，具体的にこうあるべきと提案することは困難である．とはいえ，生後間もなく病院で未熟な腸管の状態で普通ミルクが投与され，その後家庭では母乳のみで，ミルクや乳製品にふれる機会がなくなり，1歳過ぎてから離乳食として牛乳たんぱく質に再会するという，これまでの流れは見直すべきであろう．生直後は母乳のみ(不足する場合は成分栄養剤を追加)とし，腸管の発達に応じてミルクや乳製品に徐々に慣らしていく方法が提案されるようになるかもしれないが，そのタイミングについては結論がでていない．生後の腸管の発達についての理解が深まる必要がある．

○ 経腸栄養における食物アレルギー

経口摂取のための嚥下機能に障害がある患者には，経腸栄養が導入される．経腸栄養では一般的に液体の栄養剤を用いるが，それらに含まれるたんぱく質はおもに牛乳由来である．近年では胃瘻からミキサー食を注入することが普及しており[3]，腸内細菌叢によい影響を及ぼすことも示されている．ミキサー食を導入するにあたっては，注入するものに対する食物アレルギーがしばしば問題となっている．一般論としては，離乳食の導入と同じ感覚で進めていけばよいと思われるが，比較的古い発想で進められている傾向にある．すなわち，アレルギーの発症が気になるもの，鶏卵，牛乳，そば，ピーナッツなどを，あとまわしにしがちである．アレルギーを専門にする医師と，アレルギーに精通した管理栄養士の連携が，ミキサー食の導入に際しても行われるとよいのであるが，なかなか実現できていないのが現状である．

経腸栄養における食物アレルギーを考えることは，そもそも食物アレルギーはなぜ通常は起きないのか，食物のたんぱく質に対して，免疫寛容がどのように誘導されるのかのヒントになると考えられる．出生直後は母乳を哺乳し，その後ミルクや乳製品をどのように導入するのかという議論がありながらも，離乳食，幼児食と進んでいく．しかし経腸栄養を余儀なくされる場合，こどもによっては，たんぱく質としては牛乳成分のみに接する状態が長期間続き，ミキサー食の導入で初めてほかの食物のたんぱく質に遭遇する．その時に起きていることについて実態を調査し，適切な対処法を探ることができれば，さらにはミキサー食をどのように導入するのが望ましいのか，明らかにしていくことができればと考えている．

❖文献

1) 高増哲也：食物アレルギー．鈴木壱知，ほか(監修)：臨床栄養認定管理栄養士のためのガイドブック．東京医学社，2016：207-212.
2) 海老澤元宏，ほか(監修)：食物アレルギー診療ガイドライン2021．協和企画，2021.
3) 高増哲也：小児の胃瘻とミキサー食．吉田貞夫(編著)：経腸栄養 管理プランとリスクマネジメント．サイオ出版，2015：88-94.

(高増哲也)

E

医療的ケア児にかかわる
多職種からのレポート

E 医療的ケア児にかかわる多職種からのレポート

栄養管理実践　新生児科医レポート
消化管術後に新生児・乳児食物蛋白誘発胃腸症と微量栄養素欠乏をきたした超早産児例

症　例　日齢0の新生児

在胎25週，胎児心拍の変動性徐脈を認めたため緊急帝王切開にて出生した．Apgarスコアは3点（1分），5点（5分）であった．出生後，直ちに気管挿管を行い，NICUへ入院とした．身体計測値は体重411 g（−3.6 SD），身長27.2 cm（−2.6 SD），頭囲38.3 cm（−2.1 SD）とsmall for gestational ageであった．胎便関連腸閉塞を発症したため，日齢6に人工肛門を回盲部の口側15 cmに造設した．術後，自母乳中心の混合栄養で経腸栄養を再開したところ，修正31週頃より褐色水様便を認め，経腸栄養中止で改善したこともあり新生児・乳児食物蛋白誘発胃腸症を念頭に置き，たんぱく加水分解乳（ニューMA-1）に変更とした．その後，修正39週頃になり皮膚色不良，細く粗な毛髪と難治性低血糖をきたしたため精査を行った．

アセスメント

血液検査ではグルコース31 mg/dL，インスリン1.3 μU/mL，総ケトン13 μmol/L，遊離脂肪酸424 μEq/L，アンモニア98 μg/dL，遊離カルニチン16.1 μmol/L，セレン<2.0 μg/dLとインスリンやケトン体の上昇はなく，カルニチンとセレンが低下していた．また，尿中有機酸分析で尿中3-ヒドロキシイソ吉草酸の増加があり，ビオチン欠乏が存在すると考えた．

プランニング

亜セレン酸ナトリウム6 μg/kg/日，レボカルニチン56 mg/kg/日，ビオチン酸0.6 mg/kg/日の補充を開始したところ，血糖値は安定し，血中遊離カルニチンやセレン値は上昇し，尿中3-ヒドロキシイソ吉草酸は消失した．皮膚や毛髪所見も改善した．

栄養療法の実際

たんぱく加水分解乳（ニューMA-1）による経腸栄養を継続し，修正2か月で人工肛門閉鎖術を実施した．術後に微量栄養素補充は不要となり，修正3か月より一般調製乳を再開し，修正5か月で退院とした．退院後も体重増加不良や摂食不良があり，1歳半までは一般調製乳の調乳濃度を1～2割程度あげ，「手づかみ離乳食」[1]を紹介するなどで対応した．1歳半以降は栄養補助食品（メイバランス®など）を紹介するも，食事からの栄養摂取が十分ではなく，経腸栄養剤（エネーボ®配合経腸用液）を1日1本使用して体重増加を図った．

ケースから学ぶこと

　人工肛門造設後に新生児・乳児食物蛋白誘発胃腸症を発症し，カルニチン，セレン，ビオチン欠乏をきたした．本症例のように広範囲の消化管切除を伴わず，人工肛門の造設が回盲部の口側 15 cm であれば，通常母乳での経腸栄養再開が推奨される．母乳には分泌型 IgA，EGF，IGF-I 等の成長因子やグルタミン，ポリアミン，ラクトフェリン，ヌクレオチド，ヒト母乳オリゴ糖など調整乳には含まれない多種多様な生理活性物質が豊富に含まれている．これらは，直接または間接的に消化管粘膜の増殖・成熟に重要な役割を果たしている．一方，何らかの理由で早産児の自母乳が得られない，または使用できない場合には，低温殺菌(62.5 度，30 分)されたドナー母乳の使用が推奨される．国内でも 2017 年に日本母乳バンク協会が設立され，ドナー母乳を利用できる体制が整いつつある．従来国内の NICU で利用していた「もらい乳」(低温殺菌されていない他児母親の凍結母乳)は，ウイルス感染，増殖細菌感染などのリスクや倫理面などに問題があるため禁止すべきである．ドナー母乳の低温殺菌による影響については，リンパ球など細菌成分の減少，リパーゼなど消化酵素活性の低下，サイトカインの変化などが報告されているが，生物学的免疫学的特性は適切に維持されている．

　以前より，消化管術後の新生児・乳児食物蛋白誘発胃腸症症例は散見され，光永らは 4.6%(7例/152 例)と報告している[2]．消化管術後に嘔吐や下痢，バイタルサインの変動をきたした際には上記を念頭に置いた早期の適切な対応が求められる．超早産児に対するたんぱく加水分解乳の使用はカルシウムやリンの必要量を満たさないため骨減少症のリスクがあるが，本症例では定期的なモニタリングと活性化ビタミン D の投与で回避することができた．たんぱく加水分解乳(ニュー MA-1)には 100 kcal 当たりビオチン 15 μg，カルニチン 12 μg，セレン 5.7 μg を含有しており，ビオチンのおもな吸収部位は空腸でカルニチンやセレンのおもな吸収部位は小腸全域とされる．広範な腸切除は実施していない本症例における微量栄養素欠乏の原因として，超早産児としての消化吸収の未熟性，胎便関連腸閉塞や食物蛋白誘発胃腸症による腸管粘膜障害など複合的な要因が考えられた．在胎 24～28 週で出生した児の尿中 3-ヒドロキシイソ吉草酸は持続的に高値で，超早産児は慢性期に相対的なビオチン欠乏が存在するとの報告もある[3]．消化管吸収障害が予測される超早産児では，微量元素やカルニチンの定期的なモニタリングを実施し，積極的な補充を考慮する必要がある．

❖文献
1) 田角　勝：手づかみ離乳食 赤ちゃんが自分から食べる〈離乳法〉．合同出版，2020.
2) 光永哲也，ほか：新生児外科疾患術後発症症例．小児外科 2017；49：727-730.
3) Tokuriki S, et al.：Biotin and carnitine profiles in preterm infants in Japan. Pediatr Int 2013；55：342-345.

（東海林宏道）

E 医療的ケア児にかかわる多職種からのレポート

栄養管理実践　病院管理栄養士レポート
1 離乳食のミキサー食開始と学童期までのフォローアップ

> **症　例**　2歳4か月，寝たきりの児
> 慢性呼吸不全に対し気管切開，胃食道逆流症（GERD）に対し胃瘻造設手術後，先天性心疾患の手術を行った．水分制限なし．入院中に胃瘻からミキサー食注入を導入予定．第一子で父，母の3人家族．

○ アセスメント

①身体状況：身長79.7 cm（－2.7 SD），体重8.2 kg（－3.2 SD），Weight/Height 101％，Height/Age 85％，未定頸，非アテトーゼ型，皮膚脆弱で発赤ができやすい．

②栄養：胃瘻から17％育児用ミルク150 mL×5回，白湯50 mL×1回，計657 kcal．たんぱく質15.8 g，水分量800 mL．（必要量：体格相当6～8か月．食事摂取基準650 kcal，たんぱく質15 g，水分8.2 kg×100 mL＝820 mL）

③消化器症状：胃内残留物なし，泥状便で3日おきに2～3回．

④血液検査：TP 6.8 g/dL，ALB 4.5 g/dL，Zn 62 μg/dL，CRP 0.5 mg/dL．低亜鉛血症に対し亜鉛製剤を処方している．

⑤栄養アセスメント：気管切開後1日の摂取エネルギー量が657 kcalで体重微増であることから，今後のエネルギー摂取量の不足が予測された．

○ プランニングと栄養療養の実際

1. 短期目標　入院中に重湯と野菜を摂取し豆腐・卵・肉・魚の注入を自宅で継続する

　目標エネルギー量を660～700 kcalとし離乳食20～40 kcalを注入する．また家族の負担を考慮する．2歳4か月給食初回提供時，重湯10 mL 野菜スープ10 mL 全20 mLを注入する様子を家族と確認した．米や野菜，その後豆腐などの順で試すこと，ベビーフードの使用を説明した．栄養に加え家族で楽しめるよう，週1回でもよいので長く続けてほしいことを説明した．クリスマス離乳食として，パン粥と苺のミキサー食を提案し家族は喜んだ．当院で年3回開催の外科医師，外来看護師，管理栄養士によるミキサー食講習会[1]を案内し，参加された．

　退院1か月後，家族は料理を1品ずつミキサーにかけてあげたいという思いがあるが，食材に慣れたことがわかれば料理を合わせ1回でミキサーにかけても味や香りは感じられることを説明した．粒が残る場合，攪拌時間を増やすこと，でんぷんを酵素で滑らかにするゲル化剤の使用を提案した．離乳食はエネルギー量が低いため100 mLまで増量した．

2. 中・長期目標　離乳食から幼児食への移行，育児用ミルクから経腸栄養剤への移行，過度な体重増加で気管切開部位周辺が圧迫されないようにする

　3歳1か月，油脂を使用した幼児食を開始し，その後は体重10 kgとなり高濃度医薬品経腸栄

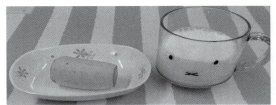

図1 おやつの注入を提案 [口絵 9 p.v]

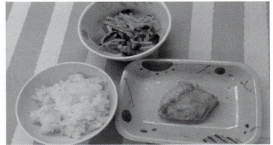

図2 幼児食 [口絵 10 p.v]

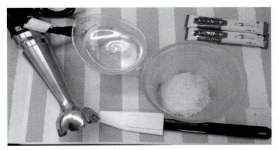

図3 ご飯,お湯,2%酵素入りゲル化剤を攪拌 [口絵 11 p.v]

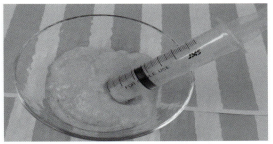

図4 主菜と副菜を加えて攪拌したミキサー食 [口絵 12 p.v]

養剤を同量の白湯で薄めて少量から開始した.

3歳8か月,育児用ミルクをすべて栄養剤へ切り替え,短時間注入目的で3%のゲル化剤で固めた.亜鉛製剤は終了となった.ミキサー食については家族は3回注入を希望したが,夜間の体位交換や朝の吸引による家族の負担を考慮し,昼夕に加えおやつの注入を提案した(図1).

6歳8か月,幼児食280 kcal(図2)は,はじめにご飯,お湯,2%酵素入りゲル化剤をミキサーで攪拌し(図3),次に主菜と副菜を入れて攪拌することでなめらかな260 mLのミキサー食となる(図4).

身長106.0 cm(−2.1 SD),体重13.1 kg(−2.3 SD)+0.3 kg/月.栄養剤300 kcal(朝,夜間),幼児食550 kcal(昼,間食,夕),計850 kcal.血液検査ではALB 4.4 g/dL,Zn 81 μg/dLと必要栄養量を充足し,皮膚トラブルはなく,泥状便はミキサー食増量後に少し固形化した便となった.

3. 家族から

家族からは「便がまとまって本当に嬉しい.1品ずつミキサーにかけていたときは大変だったが今は楽.風邪をひいても熱がでなかった」との声があった.

ケースから学ぶこと

離乳食のミキサー食はエネルギー量が少なく,幼児食や栄養剤はエネルギー量が高くなる.家族が自宅で体重を確認して増減できるよう希望と負担を考慮しながら指導した.

❖ 文献

1) 神奈川県立こども医療センターNSTミキサー食注入プロジェクトチーム:胃ろうからミキサー食注入のすすめ. https://kcmc-nst.com/nst/wp-content/uploads/2023/10/mixer1403.pdf(アクセス日 2024年9月29日)

(田中紀子)

E　医療的ケア児にかかわる多職種からのレポート

2 栄養管理実践　病院管理栄養士レポート

2 医療的ケア児キャンプでのバイキング食を目標に胃瘻造設した1例

症　例	12歳，女児
基礎疾患	重症胎児仮死，低酸素性虚血性脳症，奇形症候群
背　景	在胎36週5日，3,132gで出生．喉頭気管分離，在宅人工呼吸器(HMV)導入後，経鼻胃管で経腸栄養剤管理．

栄養療法の実際

　8歳6か月時，初めて医療的ケア児と家族のためのキャンプに参加し，「うちの子にもミキサー食をあげたい」と養育者が決意．9歳2か月，胃瘻造設目的で入院した．入院時，身長114.8cm，体重13.3kg．Weight/Height 68%，Height/Age 86%．栄養は，ラコール® NF 110mL＋白湯70mL＝180mL(0.6kcal/mL)×4回，32.5kcal/kg/日で管理されていた．胃瘻造設術後翌日，造影検査実施後，ラコール® NFを少量より開始．5日目，日常量まで投与可能となった時点でミキサー食を導入した．乳児期はミルク，学童期に至ってからは，乳酸菌飲料を注入されていたことを踏まえ，最初は粥や野菜類，ヨーグルトなどを1日1回50mLから開始し，6日目100mL，7日目には目標量の150mL投与が可能となった．その後は注入回数を2回から3回へと段階を踏んで増やし，たんぱく質も取り入れていった．

　栄養指導では，主食や副食の割合調整，適した食品やミキサーのかけ方，酵素入りゲル化剤，ミキサー機器の紹介を行った．入院中はミキサー食150mL×3回＋おやつにプリンやヨーグルトといった食事パターンとしたが，退院後は，家での介護者が母1人であることから，負担も考慮しミキサー食は1日1回くらいでも良いことや，ラコール® NF配合経腸栄養用半固形剤も試し，養育者の選択肢を増やせるよう配慮した．生後より1度も経口摂取を経験していなかったが，ミキサー食の投与が可能となったことで，養育者としては，食事が共有できることが何よりの喜びだった．胃瘻造設術後11日，経過良好で退院となり，外来でのフォローに移行した．退院後は，ミキサー食1～2回とラコール® NF，ラコール® NF配合経腸栄養用半固形剤を併用していたが，その後イノラス®に移行している．ミキサー食導入後，「髪の毛がつやつやになった．以前は切れ毛が多かったのに」「入院回数が減ったと思う．風邪をひきにくくなった」「下痢が多く，せっかく体重が増えてもすぐ減っていた．今は体重も減らなくなり，体も温かい」と養育者は変化を実感していた．翌年夏には，念願かなってキャンプでの食事やイベントを楽しむことができた．

医療的ケア児と家族のためのキャンプ

　難病のこども支援全国ネットワークでは，医療的ケア児と家族のためのキャンプを支援しており，現在全国7か所で行われている．ボランティアスタッフも含めると静岡県での参加者は

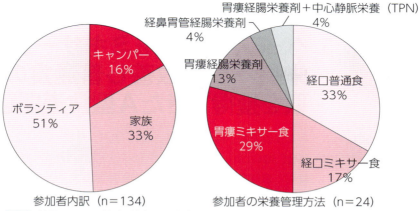

図1 静岡キャンプ参加者内訳と栄養管理方法

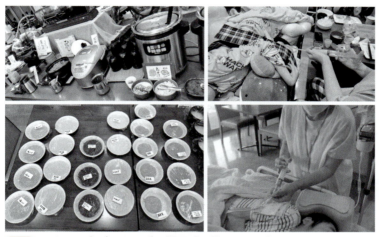

図2 ミキサー食バイキングの様子［口絵13 p.v］

　総勢100名以上となるにぎやかなキャンプで，温泉のあるホテルを2泊3日で貸し切り，バーベキューや花火，気球など，運営スタッフが企画した様々なイベントを一緒に楽しむ．このキャンプの主役は医療的ケア児であり，キャンパーとよばれている．参加者および栄養管理方法を**図1**に示すが，経口または胃瘻でミキサー食を行っている児が約半数となっている．**図2**のように食事はホテルのバイキングで，ボランティア参加の管理栄養士が，希望の料理や形状調整など個々に合わせてミキサー食を作成する．日頃介護に追われている家族にとって，ゆっくり楽しむことのできる場であり，栄養管理を含め家庭以外で生活体験の場が提供されている．一方で，このような場はまだまだ少なく，すべての希望者が参加できるわけではない．医療的ケア児と家族に対する支援の場としてさらに拡大していくことが望まれる．

〔鈴木恭子〕

E　医療的ケア児にかかわる多職種からのレポート

栄養管理実践　病院管理栄養士レポート

2-3 ベースライス法ミキサー食導入後，栄養不良が改善し普通食の経口摂取を獲得できたA型食道閉鎖の男児

症　例	2歳1か月（ベースライス法ミキサー食導入年齢），男児
基礎疾患	A型食道閉鎖〔身長30.0 cm（−2.6D），体重746 g（−2.3 SD）で出生〕
手術歴	胃瘻造設術（日齢4），食道瘻造設術（1か月），気管切開術（4か月），食道閉鎖根治術（7か月），食道噴門形成術（1歳2か月），食道閉鎖根治術2回目（1歳5か月）
経　緯	食道閉鎖術後の経過は良好であるが，離乳食の摂取が進まず胃瘻注入（8 Fr）による育児用ミルクが栄養管理の主体となっており，たんぱく質摂取不足による栄養不良があった．また，嘔吐が多く，頻回（6回/日）の滴下投与で注入に長時間を要するなど育児負担も大きく，1歳9か月時に，栄養調整を目的に管理栄養士による栄養食事指導介入となった． 栄養内容はたんぱく質量の増量と注入回数の減少を目的にラコール® NF配合経腸用液（ラコール® NF）を導入したが，栄養状態は数か月経過しても改善が得られず，注入回数の減少（5回/日）は可能となったが，注入時間の短縮までには至らなかった．そのため，2歳1か月時に胃瘻デバイスをボタン式（12 Fr）に変更し，栄養改善と注入時間短縮を目的にベースライス法ミキサー食（C-4-2 ミキサー食参照）の導入を行った．

○ベースライス法ミキサー食（BR法ミキサー食）導入時の栄養食事指導

1. 主訴
養育者は「注入速度が速くなると気持ち悪そうにするので1回に90分かけて入れている．ミキサー食はやってみたかったので嬉しい．注入時間が短くなったら楽になりそう．」と話した．

2. 客観的情報
①身体状況：身長80.6 cm（−1.6 SD），体重10.88 kg（−0.7 SD），標準体重10.5 kg，肥満度6％．
②血液検査：Hb 12.7 g/dL，ALB 3.7 g/dL，BUN 9.1 mg/dL．
③栄養摂取状況：エネルギー810 kcal，たんぱく質26.5 g（13％E），鉄7.4 mg，亜鉛5.0 mg．
④摂取内容：育児用ミルク200 mL（7時），育児用ミルク＋ラコール® NF 250 mL（10時/14時/18時/22時），ペースト食極少量．

3. 栄養アセスメント
ALB，BUNの低値から単一の栄養投与により栄養摂取量が最適量に満たないと予測．

4. 栄養プラン
目標栄養量（食事摂取基準[1]）：エネルギー850 kcal，たんぱく質32 g，亜鉛3.0 mg，鉄4.5 mg
短期目標：18時の注入をベースライス法ミキサー食（BR法ミキサー食）へ置き換える．
中期目標：BR法ミキサー食の注入3回（7時/12時/18時）＋ラコール® NF 1回（22時）に置き換え，発達レベルに合った食形態の経口摂取の練習を継続する．
長期目標：食事の経口摂取で必要栄養量を補う．

表1 栄養食事指導と栄養内容の経過

栄養経過（グラフ）
- (kcal) 1,600 / 1,200 / 800 / 400 / 0
- A 本項本文時期　B 経口摂取増加期　C 経口摂取不良期　D 経口摂取移行期　E 経口摂取安定期
- BR法ミキサー食投与量／ミルク投与量／ラコール® NF投与量／経口摂取量
- 1歳9か月　2歳8か月　3歳11か月　4歳11か月　6歳2か月　6歳11か月
- 経口摂取：ペースト食／普通食／ペースト食・ゲル化食／軟菜きざみ食／きざみ食～普通食

項目	3歳5か月	3歳11か月	4歳11か月	6歳2か月
栄養状態	Hb 14.6 g/dL　ALB 5.1 g/dL　BUN 11.8 mg/dL	Hb 14.7 g/dL　ALB 4.5 g/dL　BUN 10.9 mg/dL	Hb 15.1 g/dL　ALB 4.8 g/dL　BUN 13.2 mg/dL	Hb 14.1 g/dL　ALB 4.5 g/dL　BUN 10.4 mg/dL
栄養内容	ラコール® NF，BR法ミキサー食，経口	ラコール® NF，BR法ミキサー食，経口	ラコール® NF，BR法ミキサー食，経口	ラコール® NF，経口
栄養量	エネルギー(kcal)／たんぱく質(g)／亜鉛(mg)／鉄(mg)	エネルギー(kcal)／たんぱく質(g)／亜鉛(mg)／鉄(mg)	エネルギー(kcal)／たんぱく質(g)／亜鉛(mg)／鉄(mg)	エネルギー(kcal)／たんぱく質(g)／亜鉛(mg)／鉄(mg)
目標量	1,300　38　4.0　5.5	1,300　38　4.0　5.5	1,300　38　4.0　5.5	1,550　58　5.0　5.5
摂取量	1,200　48.0　6.5　6.4	1,340　54.1　7.6　7.6	1,280　51.0　6.8　7.1	1,390　51.1　6.9　7.9
発達検査(K式)	DQ23	DQ28	未実施	DQ26
養育者の主訴	BR法ミキサー食は自宅でも問題なくできていて，少しずつ食べるようになってきた．残ったものを注入できるので負担がない．食べむらはあるが，150 gくらいは食べる．	どろどろ形状は食べない．固形食にしか興味がない．固形は口に入れてもすぐに出す．食べてくれないのでミキサー食を作るつらさがある．園の食事練習もやめてもらおうかと思っている．	どろどろ形状を食べるようになってきたがカリカリ形状が一番好きで前歯しか使わない．水分摂取は難しい．小学校は地域を目指しているが普通食を食べないと入学は難しいようだ．	食事はよく食べる．パンや揚げ物の衣は苦手だが刻めば何でも食べる．小学校はどうするか悩んだが，地域に行くことにした．階段も自分で登ったり手足がしっかりしてきた．
食生活リズム（水分以外）	7時　ラコール® NF 300 mL 9時半　療育園へ 10時　プリン 経口 11時　給食 ミキサー食 300 mL 15時　補食なし 18時　経口＋注入 BR法ミキサー食 300 mL 22時　ラコール® NF 300 mL	7時半　ラコール® NF 300 mL 9時半　療育園へ 10時　プリン 経口 11時　給食 ミキサー食 300 mL 15時　自宅 ヨーグルト 経口 18時　ラコール® NF 300 mL 22時　ラコール® NF 400 mL	7時半　経口＋注入 BR法ミキサー食300 mL 9時半　療育園へ 10時　補食なし 11時　給食 ミキサー食 300 mL 15時　補食なし 18時　経口＋注入 BR法ミキサー食 300 mL 22時　ラコール® NF 400 mL	7時半　刻み食(米飯100 g) 310 kcal 9時半　療育園・幼稚園へ 10時　補食なし 12時　刻み食(米飯100 g) 310 kcal 15時　プリンとせんべい 160 kcal 18時　刻み食(米飯100 g) 310 kcal 22時　ラコール® NF 300 mL
栄養アセスメント	注入で栄養量を担保しながら，養育者の負担がない範囲で経口摂取量増量できている．	ラコール® NFで栄養補充はできているが，発達が進んだことによる食べむら原因の経口摂取不足．	経口摂取増量できているが，間食摂取不足によるエネルギー摂取不足．	Hb，ALB，BUNの低下を根拠とした，注入量減量が原因のエネルギー・たんぱく質摂取不足．
栄養プラン	注入管理を併用しながら経口摂取増量を目指す．	自宅の経口摂取は無理の無い範囲で継続．園での経口摂取は継続．	食事形態のUPを目指しペースト食をゲル化食に移行し，間食に補食を追加．	米飯を120 gに増量．経口摂取が増えなければラコール® NF100 mL/日増量．

その後の経過（表1）

　家庭でラコール® NFとBR法ミキサー食の注入をしながら，療育園でもミキサー食で給食の胃瘻注入を行い経口摂取の訓練も継続した．3歳ごろから経口摂取量が増加したが，4歳ごろから食べむらや，摂食機能と嗜好のずれなどで摂取量が減少する時期があった．6歳ごろからは

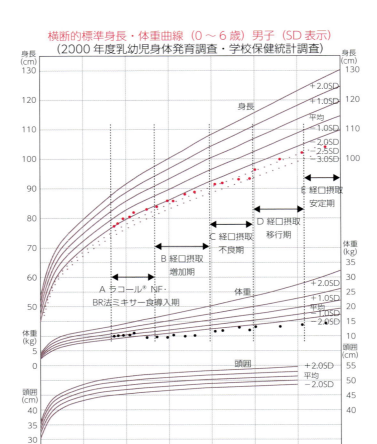

図1 栄養経過と発育曲線

〔日本小児内分泌学会：横断的標準身長・体重曲線(0-6歳)男子(SD表示). http://jspe.umin.jp/medical/files_chart/CGC2_boy0-6_jpn.pdf（アクセス日2024年9月25日）をもとに作成〕

きざみ食で1日の栄養の8割を経口摂取できるようになり不足分をラコール® NF 1回注入で補充し，図1[2)]のとおりで順調な成長が得られている．

ケースから学ぶこと

　本症は，育児用ミルクの単一投与によるたんぱく質摂取不足が原因の栄養不良に陥り，養育者は長時間の注入作業で負担が大きかったが，ラコール® NFとBR法ミキサー食の導入により栄養状態の改善が得られた．また，BR法ミキサー食で栄養を確保しながら経口摂取も並行して進めていくことで就学までに固形食の経口摂取が獲得できた．

❖文献
1) 伊藤貞嘉，ほか(監修)：日本人の食事摂取基準(2020年版)．第一出版，2020．
2) 日本小児内分泌学会：横断的標準身長・体重曲線(0-6歳)男子(SD表示)．http://jspe.umin.jp/medical/files_chart/CGC2_boy0-6_jpn.pdf(アクセス日2024年9月25日)

（伊藤真緒）

E　医療的ケア児にかかわる多職種からのレポート

栄養管理実践　在宅訪問管理栄養士レポート

3　経口摂取禁止で退院した医療的ケア児に対する発達に合わせた栄養摂取方法の提案

症　例　1歳，男児(初診時：11か月)

基礎疾患　奇形症候群

背景・環境　出生時の呼吸障害のため，A病院のNICUに搬送．完全大血管転位症(根治済)，声門下狭窄，喉頭軟化症，左後鼻腔閉鎖があり，診断に至った．入院中の嚥下内視鏡検査(以下，VE)の結果，嚥下運動は認めたが，上記診断時に経口摂取は諦め気管切開を検討する説明を受け，経口摂取禁止で退院となった．家族より経口摂取の可能性を模索したいと希望があり，今後の栄養摂取について当院とB病院が連携しながら診察を進めることとなった．家族の状況は，父母姉2人と児の5人暮らし．

アセスメント・プランニング

1. 客観的情報

①発達：右寝返り獲得．快不快の表現は明確で，情緒面の発達は良好．

②医療的ケア：経鼻胃管栄養，吸引，在宅酸素(夜間のみ)．

③服薬状況：抗ロイコトリエン薬，抗ヒスタミン薬，去痰薬．

④血液検査：TP 6.6 g/dL，ALB 4.4 g/dL．

⑤体格：身長64.2 cm(−3.9 SD)，体重6.6 kg(−2.9 SD)，理想体重7.1 kg，BMI 16 kg/m^2．

⑥摂取内容：育児用ミルク140 mL×5＝700 mL/日．

⑦栄養摂取状況：エネルギー量490 kcal，たんぱく質量10.5 g，脂質量24.5 g，PFC比＝9：45：46．

2. 栄養アセスメント

　経口摂取の経験がなく，喉頭軟化症が関係した唾液誤嚥を認める嚥下障害がある．

　繰り返す感染により，エネルギー・たんぱく質の摂取不足となり体重増加不良があった．

3. 栄養プラン

　目標：経口摂取の可能性を模索しつつ，児の成長発達を支える在宅栄養管理を行う．

①必要栄養素量の算出：エネルギー必要量は基礎代謝基準値×体重×活動係数＋エネルギー蓄積量から算出．活動量は少なく，経管栄養であることから，活動係数は1〜2歳の値より低い1.25とした．

　エネルギー量61 kcal/kg/日×6.6〜7.1 kg×1.25＋20 kcal＝523〜561 kcal/日．

　たんぱく質15〜20 g/日．

②VEによる嚥下機能評価をもとに，安全に経口摂取を開始するための適切な食形態の検討．

③年齢，体格に応じて各種栄養素の充足率を改善するため，ミルクから栄養剤やミキサー食への移行を検討．

④食事内容・回数，経口摂取と経管栄養の割合を調整し，適切な生活リズムを確立．

栄養療法の実際

経過は**表1**のとおり.

表1 栄養療法の実際

経過・身体状況/およそのエネルギー量	栄養アセスメント・指導内容
経過（1歳0か月） 体調著変なし. 歯科衛生士，言語聴覚士（ST），管理栄養士同席のもと，歯科医師によるVE実施. 姿勢：仰臥位，リクライニング位60度 検査食：ミルク（濃いとろみ），お茶ゼリー 安静時，少量の唾液誤嚥を認めるが，嚥下反射の遅延なし. 摂取時，少量の検査食の誤嚥を認めるが，喀出あり.	・身長，体重の経過より，ミルクの調整はなし. ・誤嚥した際のリスク低減のために，お茶やお水から開始し，経口摂取が安定してきたら，離乳食を検討する. ・嚥下調整食分類2021の「0t又は0j」相当. ・少量の唾液誤嚥があるため，唾液に影響を受けにくい形状（濃いとろみ，ゼリー形態）を選択. ・食後は体位ドレナージが推奨される
経過（1歳1か月） 体調著変なし.養育者やSTによる食事介助を継続中.経口摂取時は食ベムラがある. 前回と同じ条件設定でVEを実施.新たな味（鶏のゼリー）に対して笑顔での反応あり.明らかな残留なく，前回の検査時よりも摂取後の咽頭残留は改善傾向.	・身長，体重の経過より，ミルクの調整はなし. ・体調が安定しており，味覚に対する反応は良好で咽頭残留の改善もあることから，少しずつ離乳食を開始した. ・嚥下調整食分類2021の「1j」相当. ・市販の離乳食の活用を提案.
経過（1歳3か月） 風邪症候群により，痰の増加.SpO$_2$低下なし.睡眠時努力呼吸あり.経口摂取は，養育者が体調をみてゼリー状のお茶や果汁を提供.胃瘻も視野に入れているが，20口程度食べる時があり造設時期は検討中. 身体状況/およそのエネルギー量 16%濃度育児用ミルク150 mL×5＝750 mL（エネルギー量：630 kcal，たんぱく質13.5 g）	・努力呼吸から必要量の増加が推測され，体重増加を目的にミルクの濃度をあげた. ・排便は下痢に傾くことなく，程よい硬さで自然排便. ・経口摂取量の増加に向けて，ゼリー形態の食事の摂取状況をチェック. ・ささみと野菜の煮物の出汁（濃いとろみ），カボチャのゼリーが児の嗜好に合い，反応良好.
経過（1歳5か月） 就寝中の努力呼吸は変わらず，常時，咽頭に痰貯留あり.日常の経口摂取は，体調に合わせて実施.口に入れるのを嫌がる時期もあったが，咽頭に送り込まれると嚥下は良好. VEによる再評価を実施.安静時の唾液貯留は以前より改善傾向.摂取後の咽頭残留が増加し，喉頭侵入があると力強い咳嗽あり. 経鼻胃管チューブの周囲に残留する痰など分泌物を軽減し積極的に経口摂取訓練するために，胃瘻造設を決断.	・体重の経過やエネルギー消費量の変動に合わせてエネルギー摂取量を調整. ・検査食のなかでもスイカゼリーを好み，約15g完食.味は甘味，形態は付着性の低いゼリー形態のものが食べやすいと推測された.
経過（1歳7か月） 2か月前に誤嚥性肺炎で入院.肺炎の原因は唾液誤嚥と考えられ，経口摂取は主治医と相談して配慮しながら再開していく. 胃瘻造設術後初めての経口摂取.スプーンを手で払いのける，顔をそむける，口唇に触れた時に緊張亢進するなど，捕食までに拒否があるものの，口に入ると咽頭への送り込みから嚥下までの流れはスムーズ. 身体状況およそのエネルギー量 栄養素摂取量，内容変更なし. 身長：77 cm（-0.9 SD），体重 8.5kg（-1.6 SD） 術後7.5 kgまで減少したが，退院して増加傾向.	・味による食ベムラについて相談あり.本児の嗜好を優先し，摂取量が安定したら味のバリエーションを増やしていく. ・捕食までの拒否に対しては，食事介助時にスプーンで下唇を刺激し，口に入るタイミングを伝えること，スプーンを口に入れたら上唇を閉じるようにサポートして捕食までのイメージをつけることを意識しつつ，捕食時の口唇の感覚や口唇閉鎖の発達を促していく.

ケースから学ぶこと

　本症例では摂食嚥下障害を認める児に対し，摂食嚥下機能を精査したうえで，安全性を考慮しつつ発達を促す食形態を検討した．また年齢や疾患，病態等の特徴を考慮したうえで，各種栄養素の過不足の評価，調整を行った．

　医療的ケア児の経口摂取の可能性について考えるなかで，誤嚥や窒息のリスクに加えて摂食拒否や偏食等の要因が複雑に絡み合い，対応に難渋するケースも少なくない．しかし主治医や在宅でかかわる多職種が協議し，統一した方針で食事を進めていくことができれば，少しずつ食の可能性を広げていくことができると考える．今後もこどもの発達を促しながら，それぞれの家庭の食事の価値観やこどもの状態に合わせた適切な食の在り方を模索していきたい．

（辻本若菜）

Column　医療的ケア児の栄養にかかわる薬剤

◆消化管機能に影響する薬剤：NSAIDs，抗血栓薬（抗凝固薬および抗血小板薬），抗腫瘍薬，ステロイド，抗菌薬，止瀉薬，抗精神病薬，抗うつ薬などがある．これらは，消化管の粘膜防御機構の脆弱化，腸内細菌叢の変化，腸管の蠕動運動の亢進または抑制，嘔吐反射の誘発などによって，炎症・潰瘍，腹痛，腹部膨満，下痢，便秘，悪心・嘔吐などを引き起こすことがある．

◆栄養剤と薬剤の相互作用：食事によって腸管からの吸収が影響を受ける薬剤は少なくない．この影響は，胃内 pH，胃内容排泄時間，消化管分泌液，消化管血流速度などが変化することが要因と考えられる．持続投与の場合は，消化管内に栄養剤が常に存在することとなるため，その影響を受けやすい．特定の成分（脂肪，たんぱく質，食物繊維）を強化した経腸栄養剤では，一部の薬剤との相互作用に注意が必要となる．

◆栄養剤の医薬品と食品の使い分け：経腸栄養剤には医薬品と食品がある．医薬品は医師の処方が必要であり，健康保険が適用されるため外来診療で使用しやすい．一方，食品は医師の処方は必要なく，入院時は食事療養費として算定され，外来・在宅では全額自己負担となる．これらはたんぱく質やペプチドの分子量によって，半消化態栄養剤，消化態栄養剤，成分栄養剤に分けられる．成分栄養剤（窒素源がアミノ酸）は医薬品のみだが，残りの 2 つの形態は食品にもあり，医薬品と食品の組成上の違いはほぼない．食品には移し替えの手間がなく菌汚染を防止できるバッグタイプの容器の製品がある．

◆ポリファーマシー：多剤併用のことであり，薬物有害事象の増加，服薬アドヒアランスの低下，服薬に伴う家族の負担の増大，服用過誤などにつながる好ましくない状態である．薬物有害事象によって低栄養に至ることも考えられ，低栄養は薬物動態に影響を及ぼし，薬効を増強あるいは減弱させる可能性がある．処方を適正化するにあたり，原疾患に対する薬剤については慎重に行う必要があるが，併存疾患に対する薬剤については，服薬継続の必要性の評価とあわせて，環境（温度や湿度といった身の回りの状況，児の姿勢など）や栄養内容の調整などで，減薬できることもある．ポリファーマシーの是正介入には，家族を含め多職種での情報共有が非常に有用である．

（加藤千枝子）

E 医療的ケア児にかかわる多職種からのレポート

4 栄養管理実践　学校教諭レポート
誤嚥のある生徒の安全な経口摂取に向けて—多職種で連携した取組み

症　　例	15歳，男児
基礎疾患	染色体異常

会話困難だが表情やしぐさでコミュニケーションがとれる．座位可能，バギー使用．
小学部1年から本校に在籍．吸引を必要とすることは1度もなく経口摂取を続けてきた．

背景・環境	1．術後の誤嚥の増加

高等部進学直後に整形外科系の手術を受け，頸部と体幹に装具を装着することになった．
術後，分泌物や食物によるむせがあるが姿勢の制限のため十分に喀出できない状態であっ
た．嚥下造影検査では不顕性誤嚥が多く確認され，姿勢や形状の調整では改善しなかった．
誤嚥性肺炎を生じ，窒息のリスクも高いため，装具が外れたのちに再評価するまでは経鼻
胃管栄養となり，そのまま退院の日を迎えた．
2．給食における課題
退院翌日より夏休みまでの数日間登校したが，常時咽頭貯留音が聞かれた．診療情報提供書
には経口摂取が困難であることも記載があったが，自宅では経口摂取のみで過ごしていた．
入院中は経鼻チューブの違和感による週3回程度の嘔吐があり，またチューブ抜去防止の
ためにミトンの装着が必要であったこともあり，家族はA児の楽しみである経口摂取を給
食でも要望された．摂食介助方法について家族から引き継ぎを受けて給食を摂取したもの
の，むせが多く，SPO_2の低下もあるため十分な量を摂取できなかった．
退院から1か月が経過した8月中旬には，体幹の装具は不要となり頸部の固定のみとなっ
た．咽頭貯留音も減少し，夏休み中も経口摂取のみで過ごすことができていた．

アセスメント・プランニング

　　経口摂取ができないことや経鼻チューブなどによる不快感はA児の生活の質を低下させ，教育活動にも影響を及ぼす可能性があるため，給食を安全に経口摂取することがA児にとって最も望ましいと考えた．検査結果や退院直後の様子からは誤嚥のリスクが高いことは明らかであったが，退院後は経口摂取のみで過ごすことができた．その理由として，経鼻チューブ等による不快感がないため情緒が安定したという精神的な面と，一部装具が外れたことで姿勢をある程度調整できるようになったという機能的な面の変化が考えられた．退院時とは状況が異なるため，現在の嚥下の状態を専門医に確認する必要があると考えた．

　　筆者の学校（以下，本校）は「摂食嚥下相談」の日を設けており，給食時に相談歯科医から教職員や保護者が指導助言を受ける機会としている．退院後の期間が短く，頸部の固定を継続中のため病院での再検査は困難と考え，「摂食嚥下相談」で相談することにした．

栄養療法の実際

1．摂食嚥下相談までの対応

　2学期の給食初日は保護者が摂食介助を行い，むせはあるが，ほぼ全量摂取できた．翌日からは家族不在のなか，誤嚥や窒息に備えてモニターを装着し，看護師と養護教諭が見守りながら教員が摂食介助を行った．貯留音がある時には自力で喀出し，ほぼ吸引せずに経過した．しかし，不顕性誤嚥があることやむせた際に確実に喀出できているかがわからないという不安があり，また口腔内の食物を嚥下できているかの見極めが難しいため適切な食事のペースがわからず，リスクを考慮して十分な食事量を摂取できなかった．

2．摂食嚥下相談と訪問診療

　9月中旬の摂食嚥下相談に家族も同席し，給食の様子を確認した．嚥下機能を詳細に把握するため後日，相談歯科医が自宅へ訪問診療した．嚥下内視鏡検査の結果，誤嚥の程度や喀出する様子などが確認され，退院後のA児の変化と現在の嚥下状態について相談歯科医から主治医にも報告がなされた．学校へは嚥下の特徴やA児の性格を考慮して，食事の姿勢，形状，一口量，食事にかける時間，環境，咽頭貯留音が増強時の対応などについて助言があった（**図1**）．その後，モニタリングと看護師の見守りを継続しながら摂取量を少しずつ増やすことができた．1か月半後には看護師の見守りを中止し，全量摂取できるようになった．

ケースから学ぶこと

　本校には医療的ケア児が多数在籍しており，日ごろから教員と看護師が連携して児童生徒の健康管理を行っている．しかし，嚥下についての専門性は高くなく，経口摂取に伴うリスクを正しく判断するには不十分といえる．A児の場合はその経口摂取について専門医の見解と保護者の希望が一致していないなかで，多職種が連携し，A児にとってよりよい教育活動を行うための最善の方法を模索したケースである．

　学校は教育の場であり，リスクの高い児童生徒の経口摂取を積極的に行うべきではない．本校の教員にはこれまで培った摂食介助の技能はあるが，A児の介助にあたる際には不安を感じることもあった．しかし，仮に経鼻胃管栄養になった場合のA児の教育活動への影響は計り知れず，また脱却するには相当な期間を要する可能性があった．そのためリスクに備えながら少量でも経口摂取を続け，できるだけ早期に専門医とつなぐことが最善と判断した．教員にとって日ごろから連携している看護師の存在は大きく，見守りがあることは不安の緩和にもつながった．また，相談歯科医とは摂食嚥下相談という取組みを継続してきたため速やかに相談を進めることができた．その助言は学校の実態に応じた内容であり，実践的で教員が実施しやすいものであった．

　教員だけでは対応が難しいケースを看護師，相談歯科医と連携し，安全に経口摂取を続けることができたのは，日ごろから多職種で連携を深めてきた成果であるといえる．

　　　　　　様，ご家族，箕面支援学校関係者の皆様へ

安全に給食を提供するための共有事項

給食を安心安全に継続するために，この度，情報共有・方向性の統一を目的としたプリントを作成しました．給食の様子をお伺いしつつ，今後も適宜アップデートしていければと思います．

【食形態について】

【自宅での食形態】　　　　　　　　　【学校での食形態】

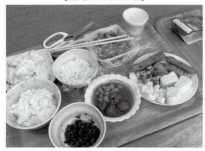 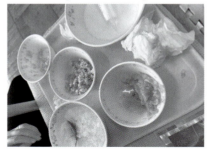

主食：米飯　　　　　　　　　　　　　主食：粥，パン…きざみ，麺…細荒
副食：きざみ食（0.5～1.5 cm 角にハサミでカット）　副食：おかず…中荒，汁物具…中荒，こし汁
水分のとろみ：なし　　　　　　　　　水分のとろみ：あり（フレンチドレッシング状）

● 学校での食形態は，現在の給食の食形態（上記参照）で**現状維持**とします．
● 嚥下内視鏡検査の結果，水分にとろみを付与したほうが安全であると考えられましたので**水分はフレンチドレッシング状のとろみを付与**してください．水分はゼリーでも OK です．

【食事介助時の統一事項について】

● **食事時の姿勢は仰臥位**を基本としてください．
介助時の様子をみながら，頭部や肩の付近などにクッションをはさんでリクライニング角度を30度にしていただいてもOK です．
頸部を左に回旋することが多いため，**その動きに合わせて食事介助してください．**

● 食事時間が長くなると，疲労などにより咽頭残留や誤嚥のリスクが高まる可能性がありますので，**食事時間は 20 分を目安**としてください．時間内に安全に摂取することを最優先としますので，その日の様子をみながら，食事量の調整をしてください．むせたり，声がガラガラになっている時は休憩し，落ち着くのを待ってから食事介助を再開してください．

● 咽頭残留については，複数回嚥下や交互嚥下にて徐々に改善していく傾向があるため，水分とろみやゼリーなどは適宜，食事中に摂取するようにしてください．

【中止条件】

● 今回の検査結果のみで判断すると，誤嚥性肺炎のリスクは高くないと思われますが，**嚥下機能的には一定の窒息のリスクは存在します**．学校においては以下のような中止条件を設定しつつ，注意深く経過観察していきます．

　　　・**38.0℃以上の発熱時**　　・**意識レベルが不安定な時**　　・**食事への意欲が低い時**
　　　・**吸引を実施しても，むせやゴロ音が落ち着かない時**

 相談歯科医からの実際の共有事項

（李　容司）

E 医療的ケア児にかかわる多職種からのレポート

栄養管理実践　在宅訪問看護師レポート

経口摂取がすすまない医療的ケア児への，KTBCを用いた食べるケアと栄養管理

症　例　1歳10か月，男児
基礎疾患　染色体異常
背景・環境　出生後，A病院にて入院中6か月頃より離乳食開始したが，退院後も摂食不良や嘔吐などを繰り返し，9か月頃に経鼻胃管栄養導入．1歳4か月頃よりB療育センター外来でPT，ST訓練を1回/月受けていた．
養育者は軽度のパニック障害があり，第2子妊娠を機に療育センターの通所困難となる．経口摂取は進まず，訪問看護・リハビリ介入目的で依頼あり，1歳11か月より1回/月の頻度でPTリハビリとともに看護師による摂食訪問開始となる．

○ KTBC小児版注釈による食べるケアと栄養管理

　口から食べるバランスチャート（KTBC）は，摂食嚥下機能が低下している人への包括的視点をもった評価ツールであり，2020年2月に「KTBC小児版注釈」を明示している[1]．本ケースについて，KTBC小児版を用いて**表1**に全体像を示す．

1. プランニング

・養育者にとっての優先度の高い困難感と，本児の課題についてその都度整理し，何からできるかを相談する（食事回数，食事量，メニュー，注入量など）．
・本児の体調や認知レベルをアセスメントしながら，本児にとって成功体験となるようかかわることで，食事時間を楽しいものにしていく．
・提供する食物形態は，受容しやすく処理しやすい中期食に近いものからとし，体調のよい時にはバリエーションを広げていく．
・乳児嚥下となる哺乳瓶は中止し，ストローマグやコップマグへ変更する．
・定期受診時の血液検査で，栄養状態や微量元素などの評価や栄養指導について主治医と相談するように養育者に話す．
・通園開始に伴う食事場面の様子や認知面の変化についても確認し，必要時は通園施設とも連携を図っていく．
・身長・体重変化について継続的にモニタリングを行う．

2. 栄養療法の実際とKTBC変化

　第2子出産後養育者の過負担もあり，本児の体調や状況を踏まえて食事量や食事形態，注入量をゆっくりと増量した．また看護師訪問時はチャレンジ食などでできたときはほめ，成功体験が増えるよう関わった（**表2**）．
　初回と3年後のKTBC変化について，**図1**に示す．

表1 初回 KTBC　観察とアセスメント

心身の医学的視点

観察

①**食べる意欲**：食事摂取時間は昼のみ後期食 60 g，15〜20 分程度．洋食，スープ類，ヨーグルト，茶わん蒸しなどを好み，リゾット，大き目の根菜類などは苦手とする．体調や月毎の食べムラがあり，食事時はテレビで好きな番組をみながらでないとぐずりやすい．普段の家での食事は介助環境にやや圧迫的な印象あり．水分は，ストローマグでお茶はよく飲み，エンシュア®はマグでは飲まず哺乳瓶では飲むことはある．

②**全身状態**：発熱なし．夜間も良眠．午睡もしっかりしている．便が緩くなりやすく整腸剤服用．

③**呼吸状態**：気管切開はなし．吸引使用経験はなく，呼吸は安定．

④**口腔状態**：乳歯は上下 20 本，永久歯は未．口腔形態に明らかな異常はないが，口腔ケアは苦手で嘔吐しやすいため，寝る前に 1 回しっかり実施している．

アセスメント

誤嚥に関連した発熱や呼吸変化なく経過をされており，全身状態の安定が伺える．

口腔ケアへの拒否や食事に対する意欲の低さは，繰り返す嘔吐や経鼻胃管チューブ交換による苦痛の経験，口に入るものへの嫌悪的な経験が大きな要因の 1 つと考えられる．

摂食嚥下の機能的視点

観察

⑤**認知機能（食事中）**：食事時に，いらないとそっぽをむきやすいが，受容可能ななめらかなスープやヨーグルトはスムーズに食べ切り替えが可能．好きなお茶のストローマグを途中で離すと泣いてしまい切り替え困難．テレビを消し，代わりに「食べる」に関連した持参の幼児動画を流すと，気に入りよくみながら手を合わせたり模倣から食べる認識がみられつつあった．

⑥**咀嚼・送り込み**：スープやなめらかな形態の触感に対する受容は良い．リゾットは拒否されていたが，最近食べられるようになってきた．

触覚や前庭感覚に明らかな異常はみられず，固有感覚への鈍さがややある印象．

哺乳反射や探索反射はみられず，上口唇の下垂認め口唇閉鎖は可能．舌の協調運動は未熟だが側方運動はあり．顎運動は安定性があり，運動範囲はまだ小さめだが回旋運動を認める．摂食機能獲得段階としてはすりつぶし機能獲得期にあたる．

咀嚼物の処理はゆっくりで口腔内に残渣しやすく，スープなどでクリアランスは改善しやすい．

⑦**嚥下**：経鼻胃管チューブ留置，喉頭挙上は問題なく摂食中のむせや呼吸変化なし．

アセスメント

なかなか安定して食べない児への大人からの圧迫，強制的な傾向となる食事時間などから，普段よりテレビをつけないと食べないとのことで，食事に対しネガティブなイメージがある．ただ，認知機能の発達に伴い，好きなキャラクターによる動画で食べることへの認知が促されることで，食事へのポジティブなイメージへシフトチェンジできる可能性がある．

口腔内感覚においては，粗大運動や認知機能の発達に伴って，固形物や付着性の強い触感も徐々に受容拡大傾向がうかがえる．

課題としては，摂食嚥下機能面ではなく食物認知や感覚的な要素が大きいと考える．

姿勢・活動的視点

観察

⑧**姿勢・耐久性**：粗大運動は筋緊張が低めも伝え歩き可能，椅子によじ登ることができる．摂食時上体角度はハイチェアにて椅子座位．

⑨**食事動作**：木の小スプーンで介助．パンなど手に持たせるとポイっと投げるが，手添えでパンの手づかみや，スプーンの自食動作介助にて開口可能．

⑩**活動**：他訪問看護介入（1 回/週）．翌月より児童発達施設へ通園開始（1 日/週）．

アセスメント

認知面，運動面では発達遅延が認められるものの，養育環境による成長の可能性は大きい．

主介護者である養育者が過負担とならないよう日々の家での対応は調整し，地域資源を活用しながら目標の共有と役割分担も考慮しつつ，連携が必要と考える．

摂食状況・食物形態・栄養的視点

観察

⑪**摂食状況レベル**：経鼻胃管チューブ 6 Fr 留置．注入：エンシュア®200 mL，7・13・18・23 時．→易嘔吐から食後 130 mL，ほか 180 mL へ調整．後期食 60 g 程度（1 回/日，昼のみ）．食後哺乳瓶にてエンシュア®，不足分注入．

⑫**食物形態**：後期食．嘔吐への懸念からエンシュア®はとろみ剤付加（薄いとろみ状），経口からのお茶はとろみ剤付加なし．

⑬**栄養**：身長：86 cm，体重：11.6 kg，BMI：15.6．体重が約 3 か月横ばいで養育者のプレッシャーがうかがえていた．

アセスメント

1 歳 11 か月前に体重増加はみられていないが，成長曲線上は標準範囲内．

発達に必要な栄養管理と食事に対するポジティブなイメージや成功体験を少しずつ積んでいくかかわりが必要．

表2 栄養療法の実際と経過

1年後（3歳）：エンシュア® 920 mL/日，後期食 140 g/回（一部幼児食）昼，夕．体重 12.5 kg．
受診病院の栄養指導にて 1,300 kcal/日と指導も，嘔吐頻度増加により注入量調整．主治医含めた医療者から「食べられるはず」と言われ，2児の育児負担もあり，食べない本児に怒ってしまうという養育者の思いを適宜傾聴．テレビを消して食事が可能となる．消化管症状がみられつつもエンシュア®からイノラス®へ徐々に移行，腸内環境を整えるための食材を紹介．

2年後（4歳）：1,200 kcal/日，後期～幼児食 200 g/回．ポテトやピザなど食材への興味が向上．レシピを紹介．空腹感の訴えや，食事時間の認識も向上．自食動作も積極的に取り入れる．
通園での食事形態も同様に調整を依頼．身長 100 cm，体重 15.3 kg．
嘔吐は時々持続しており，消化管症状があるときは軟らかく食べやすいものとする．
亜鉛値低下によりによりココア注入をすすめる．
一時的に家族からの介助は拒否傾向となり，園では食べるとのことで，家での食事回数の負担を下げる．昼メインとし夕は可能なときとした．

3年後（5歳）：1,300 kcal/日，幼児食 200 g/回，体重 17 kg．
食材のバリエーションが増え，不足分の注入は経口か注入か本児が選択できるようになる．
朝の嘔吐は持続していたが，本児の状態により養育者が注入量を適宜調整することでほぼみられなくなった．昼・夕2回食が安定し，養育者の余裕ができたため，週末など経鼻胃管を抜去し経口のみでチャレンジ．

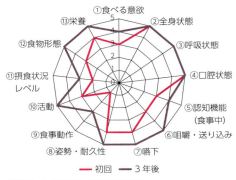

図1 3年後のKTBC変化

ケースから学ぶこと

経管栄養と経口摂取併用の場合，経管栄養に伴う栄養管理はしやすいものの，発達に即した経口摂取をすすめていくことは容易ではない．また，医療機関では，こどもにとって必要な栄養管理の知識が乏しく，経口摂取をすすめるための筋道が立てられず，養育者任せとなっている現状もまだまだ多い．

本ケースを通しては，疾患の特性のみではなく，養育者の育児状況や周囲の地域資源のケア状況も把握しながら，刻々と変化するこどもの発達状況を評価する必要性を強く感じた．また，こどもと養育者に寄り添って柔軟に支援していくこと，こどもの可能性を信じて関わることの大切さを改めて学ぶことができた．関わらせていただいたこどもとご家族に，心より感謝申し上げたい．

❖ 文献

1) 医学書院：小児・発達期摂食嚥下障害児(者)の食支援をサポートするKTバランスチャート小児版注釈の開発．週刊医学界新聞（第3360号），2020．

（金 志純）

E 医療的ケア児にかかわる多職種からのレポート

6 在宅医療　薬剤師レポート
医療的ケア児の在宅療養に対する薬局の役割

背景　平成6年に初めて健康保険法において保険給付が行われて以降，在宅医療は外来治療，入院治療に続く第三の医療提供の場として認識され，逼迫するわが国の医療インフラを支えてきた．しかしそのなかで，近年急速に増えつつある医療的ケア児の在宅での療養[1]は，そのニーズに十分に応じられていないのが実情である．ダイドー薬品株式会社(以下，当社)が運営する山本保健薬局(以下，当薬局)では，2024年9月現在で約120名の個宅における訪問薬剤管理指導・居宅療養管理指導を行っているが，そのうち22名は20歳未満の患児への対応(以下，小児在宅)である(※在宅開始時の年齢は20歳以下)．今回，成人の在宅医療と比べながら小児在宅の特徴を探ったうえでそれらが抱える問題，および十分にその需要を満たせていない原因について考察を加えたのでその結果を報告する．

薬局のあゆみと地域での役割

　2024年は，いわゆる"医薬分業元年"とよばれる1974年からちょうど50年の節目を迎えた年である．その後，紆余曲折はあるものの当時数%であった院外処方箋発行率が今では80%を超えるまでに至っている．この変革を背景に，当時医療のなかでその立ち位置が不明瞭であった薬局も少しずつその役割が示されつつある．具体的には，2016年に基準が設けられた「健康サポート薬局」[2]や，2018年に調剤報酬のなかで新設された「地域支援体制加算」が示された．これらの行政サイドのおもな狙いは，薬局に対して地域における医療提供施設としての役割を明示するものである．またそこでは予防や介護，さらには健康増進といった医療の枠組みにとどまらない薬局独自の地域への貢献が求められている．このような動きを受けて，ドラッグストアを中心として管理栄養士を社内に採用し，健康フェアや栄養相談など一般市民に向けた啓発活動を行うところが増えてきた．当社では，これらのニーズに対し認定栄養ケア・ステーション[3](以下，栄養ケアST)を立ち上げ，管理栄養士による地域住民への啓発などの活動を図っている．

薬局の在宅医療・小児在宅への関わり

　近年の在宅医療の活動の広がりのなかで外来診療を行わないで在宅対応のみを行ういわゆる在宅専門クリニックが各地で立ち上がりつつある．この動きは薬局にも波及し一般の処方箋応需を行わないで在宅患者の処方箋のみを扱ういわゆる在宅専門薬局が出現しているが，小児在宅に対応できる薬局は限定的である．当薬局では，2000年頃より小児在宅に対応し，その数は2024年9月の段階で22名である．それをもとに小児在宅の特徴と課題を考察したのでその結果を報告する．

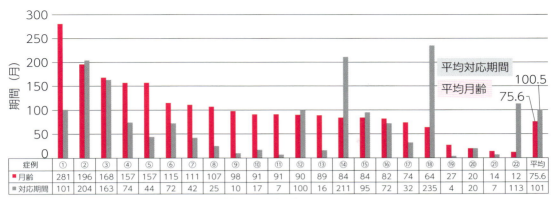

図1 当在宅患者22名の初回応需時の月齢と在宅対応期間(2024年9月現在)

小児在宅の特徴と課題

1. 小児在宅の対応を行う医師は一般の在宅医とは異なる

医療的ケア児が発生するのは,その多くが広域病院であり,在宅で応需する医師も同病院およびその病院と連携する特定の小児科医が対応していることが多い.当方が対応している小児在宅患者(在宅患児)もそのほとんどが同病院と連携している2名の小児科医である.つまり,一般的に成人の在宅訪問を行っている在宅医が小児在宅に対応する症例は少なく,このことも小児在宅の応需が少ない原因の1つであるとも考えられる.

2. 病状の進行は緩やかで,対応は長期間に及ぶケースが多い

当在宅患児の初回応需時の月齢と2024年9月時点での当薬局での在宅対応期間を図1に示す.平均対応期間は100.5か月(12〜281か月,中央値90か月)で,5年以上在宅対応を行っているケースは22名中15名,なかには20年以上対応しているケースもある.またその間の病状の進行は遅いケースが多い.つまり一般的に小児在宅は長期間の対応となる症例が多いことがわかる.

3. 医療依存度の高い患児が多い

在宅に移行するケースは,状態は安定しているとはいえ,何らかの障害を抱えているケースが多い.実際に当在宅患児の受けている医療的ケアの割合を図2および図3に示す.これによると,いずれも在宅においても医療的ケアが継続的に必要となる場合が多く,これが小児在宅を行っていくうえでの大きな障害となっていることがうかがえる.

4. 在宅移行後も患児および在宅医は広域小児科専門病院との結びつきは強い

小児在宅の場合,在宅医の訪問と並行して定期的に病院の受診が組まれていることが多い.また場合によっては一定の期間,在宅療養中でも再び病院の医師が在宅の処方箋を発行することもあり,小児は病院と在宅医との結びつきが成人と比べて強いといえる.

小児在宅における栄養サポート

幼少期においては一般的に身長,体重は月単位で増加し,本来それに伴って必要となる栄養

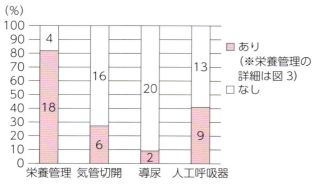
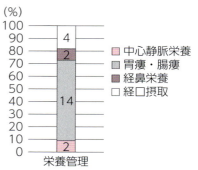

図2 当在宅患児が受けている医療的ケア(n=22)
2024年現在で当薬局が応需している小児在宅児より調査

図3 当在宅患児が受けている栄養経路
2024年現在で当薬局が応需している小児在宅児より調査

素は変化する．その意味から長期に在宅で療養するこどもについては，栄養管理は重要な課題である．しかし薬局では患児個々の詳細な身体的状況を把握し得ていないことに加え，「栄養」については薬剤師の専門領域ではないという認識があるためこちらから積極的に栄養に関する処方提案を行う機会は少ない．

当薬局の栄養ケアSTは，管理栄養士が主体的に地域医療に関与することを想定して立ち上げたものである．地域医療のなかで求められる薬局の役割も変化しつつある．今後は，この栄養ケアSTを活用し小児在宅における栄養管理を行うなかにおいても積極的に処方提案ができる機会を作っていきたい．

小児在宅における問題点と今後の展望

前述したように，小児在宅は様々な面で成人の在宅医療との相違点がありそれに伴う多くの問題を抱えている．ようやく2021年(令和3年)に医療的ケア児支援法が成立し，社会全体でこどもを支えていく方針が示された．しかし法的なバックアップができても，実際に直ちに支援する体制ができるわけではない．当薬局が応需している2名の小児在宅医へのアンケート調査によれば，いずれの在宅医も小児在宅に対して「サポートシステムの拡充など抜本的な改革が必要である」というように回答している．当社も薬局として，多職種と連携を取りながらしっかりと小児在宅を支えていきたいと考えている．

❖ 文献
1) 田村正徳，ほか 厚生労働科学研究費補助金障害者政策総合研究事業：医療的ケア児に関する実態調査と医療・福祉・保健・教育等の連携促進に関する研究．https://mhlw-grants.niph.go.jp/project/27264（アクセス日：2024年9月30日）
2) 厚生労働省：厚生労働省令第十九号．https://www.mhlw.go.jp/file/06-Seisakujouhou-11120000-Iyakushokuhinkyoku/0000117876.pdf（アクセス日：2024年9月30日）
3) 日本栄養士会：公益社団法人日本栄養士会栄養ケア・ステーション認定制度規則施行細則．https://www.dietitian.or.jp/about/concept/pdf/saisoku.pdf（アクセス日：2024年9月30日）

〈山本新一郎〉

F

医療的ケア児の生活を支援するために

F　医療的ケア児の生活を支援するために

1 医療的ケア児支援法について

Point

▶ 医療的ケア児支援法の施行に伴い，各自治体が予算をもち，強制力のあるなかで医療的ケア児を支援する事業を進めていくことで，これまで地域によってばらつきのあった支援体制の格差是正が期待される.

医療的ケア児支援法[1]

　医療的ケア児支援法は「医療的ケア児及びその家族に対する支援に関する法律」の略称で，令和3年6月11日に国会で成立し，同年6月18日に公布，9月18日に施行された. この法律の制定には医学の進歩を背景として，新生児特定集中治療室(NICU)などに長期入院した後，引き続き人工呼吸器や胃瘻などを使用し，痰の吸引や経管栄養などの医療的ケアが日常的に必要な児童の増加があり，全国の医療的ケア児(在宅)は約2万人(推計)である.

1.「医療的ケア」と「医療的ケア児」

　「医療的ケア」とは人工呼吸器による呼吸管理，喀痰吸引その他の医療行為を指し，日常生活及び社会生活を営むために恒常的に医療的ケアを受けることが不可欠である児童(18歳以上の高校生等を含む)を法律で「医療的ケア児」と定義し，国や地方自治体が医療的ケア児およびその家族に対する支援を行う責務を負うことを日本で始めて明文化した. この法律が施行されることにより，これまで改正障害者総合支援法で各省庁および地方自治体の「努力義務」とされてきた医療的ケア児への支援が「責務」に変わった.

2.「医療的ケア」の歴史(法案制定までの経緯)[2]

a.「医療的ケア」という言葉の誕生と学校における課題の顕在化

　1988年に東京都教育委員会は，痰の吸引や経管栄養などを必要とする「該当児童・生徒の就学措置は，原則として訪問学級」などの見解を発表した.

　痰の吸引や経管栄養などは「医療行為」,「医療類似行為」「生活行為」など様々な名称でよばれていたが，1991年に大阪府教育委員会設置「医療との連携のあり方に関する検討委員会」の報告書に「医療的ケア」という言葉が掲載されたのが自治体文書として最初である.

b. 各省庁・協会の動向

　1998年から文部省は，看護師のバックアップの下で教師が医療的ケアの一部を担うとし，1999年に総務庁は，ホームヘルパーが，身体介護に関連する行為をできる限り幅広く行えるようにと厚生省に行政勧告. さらに，日本看護協会は看護師を中心にした体制作りへ研究の重点を移行し，2002年に文部科学省・厚生労働省連携協議会は，訪問看護ステーション活用の「訪問看護スキーム」をまとめたが予算化されなかった.

表1 教員が行う痰の吸引等に関する法制化前後の比較

	法制化前	法制化後
法的根拠	なし	あり
対象範囲	口腔，鼻腔内，経鼻経管，胃瘻，腸瘻	口腔，鼻腔内，気管カニューレ内吸引，経鼻経管，胃瘻，腸瘻
実施要件	研修修了	研修修了，（認定）特定事業者
看護師との関係	常駐	連携
実施場所	原則構内	限定なし

〔下川和洋：医療的ケア児支援法成立の背景〜「医療的ケア」誕生30年の節目の年に〜．新ノーマライゼーション 2022；42：2-3.〕

c. 「違法性阻却」による対応

2003年に厚生労働省のALS分科会の報告書に基づき，一定の条件を満たすことで医療職でない者が痰の吸引等を行うことが許容されるという法律の解釈「実質的違法性阻却」による対応がはじまり，2004年に「盲・聾・養護学校におけるたんの吸引等の医学的・法律学的整理に関するとりまとめ」でも，ALS分科会報告書と同様の「違法性阻却」の考え方を当てはめることは法律的には許容されると考えられるようになった．

d. 法律に基づく対応

平成23年に「社会福祉士及び介護福祉士法」が改正され，一定の研修を受けた介護職は医師の指示のもとで喀痰吸引と経管栄養などの医行為を実施できるようになった．都道府県または登録研修期間による研修を受け，認定特定行為業務従事者認定証の交付を受ける必要がある(**表1**)[3]．

3. 立法の目的

医療技術の進歩に伴い医療的ケア児が増加し，医療的ケア児の心身の状況などに応じた適切な支援を受けられるようにすることが重要な課題となっているため以下の2点を目的とする．

①医療的ケア児の健やかな成長を図るとともに，その家族の離職の防止に資する．

②安心して子どもを生み，育てることができる社会の実現に寄与する．

4. 基本理念

①医療的ケア児の日常生活・社会生活を社会全体で支援

②個々の医療的ケア児の状況に応じ，切れ目なく行われる支援

　　医療的ケア児が医療的ケア児でない児童などと共に教育を受けられるように最大限に配慮しつつ適切に行われる教育に関わる支援など

③医療的ケア児でなくなったあとにも配慮した支援

④医療的ケア児と保護者の意思を最大限に尊重した施策

⑤居住地域にかかわらず等しく適切な支援を受けられる施策

支援措置

法律の基本理念の実現のための支援措置の責務とは，医療的ケア児が家族の付添いなしで希望する施設に通えるように，保健師，助産師，看護師や准看護師，または痰の吸引等を行うことができる保育士や保育教諭，介護福祉士等の配置を行うため，以下の措置を行うことである[4]．

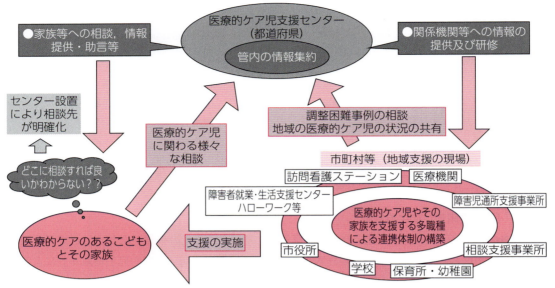

図1 医療的ケア児支援センター

〔厚生労働省：在宅の医療的ケア児とその家族の支援に向けた主な取組．https://www.mhlw.go.jp/content/001075410.pdf（アクセス日：2024年9月11日）より改変〕

1. 国・地方公共団体による措置
　①医療的ケア児が在籍する保育所，学校などに対する支援
　②医療的ケア児及び家族の日常生活における支援
　③相談体制の整備
　④情報の共有の促進
　⑤広報啓発
　⑥支援を行う人材の確保
　⑦研究開発等の推進

2. 保育所の設置者，学校の設置者などによる措置
　①保育所における医療的ケアその他の支援：看護師等または喀痰吸引等が可能な保育士の配置
　②学校における医療的ケア児その他の支援：看護師等の配置

3. 医療的ケア児支援センターによる措置（都道府県知事が社会福祉法人等を指定または自ら行う）（図1）[5]

前述の基本理念①②の実現のため，「どこに相談すればよいかわからない」や「医療的ケア児やその家族の様々な相談」などについて医療的ケア児支援センターが総合的に対応する．

　①家族等への相談，情報提供・助言等：医療的ケア児および家族の相談に応じ，または情報の提供もしくは助言その他の支援を行う．
　　・家族などからの様々な相談に総合的に対応．
　　　（相談内容に応じて，市町村や相談支援事業所等に所属する医療的ケア児支援センターや，医療的ケア児等コーディネーターなど，地域の適切な関係機関，支援者に繋ぐ．必要に応じて関係機関同士を繋ぎ，検討体制を整えるなど）

・家族などへの地域の活用可能な資源の紹介を行う．

②関係機関などへの情報の提供および研修：医療，保健，福祉，教育，労働などに関する業務を行う関係機関等への情報の提供及び研修を行うなど

・管内の医療的ケア児やその家族のニーズの地域への共有を行う．

・好事例や最新の施策などの情報収集・発信を行う．

・医療的ケア児等支援者養成研修等の研修を実施する．

・地域の関係機関からの専門性の高い相談に対する助言などを行う．

❖文献

1）厚生労働省：医療的ケア児等とその家族に対する支援施策．https://www.mhlw.go.jp/stf/seisakunitsuite/bunya/hukushi_kaigo/shougaishahukushi/service/index_00004.html（アクセス日：2024 年 9 月 11 日）
2）松井由紀夫，ほか：「医療的ケア」の歴史的変遷とその理解．北翔大学教育文化学部研究紀要，2024；9：83-90．
3）下川和洋：医療的ケア児支援法成立の背景～「医療的ケア」誕生 30 年の節目の年に～．新ノーマライゼーション 2022；42：2-3．
4）全国医療的ケア児者支援協議会：医療的ケア児支援法．http://iryou-care.jp/%E5%8C%BB%E7%99%82%E7%9A%84%E3%82%B1%E3%82%A2%E5%85%90%E6%94%AF%E6%8F%B4%E6%B3%95%E7%89%B9%E8%A8%AD%E3%83%9A%E3%83%BC%E3%82%B8/（アクセス日：2024 年 9 月 11 日）
5）厚生労働省：在宅の医療的ケア児とその家族の支援に向けた主な取組．https://www.mhlw.go.jp/content/001075410.pdf（アクセス日：2024 年 9 月 11 日）

（新宅治夫）

Column 医療的ケア児の腸内細菌叢

わが国では，2010 年頃から小児領域を中心に自然の食事をブレンダーで軟らかくした料理（以下，ミキサー食）の注入が広がってきており，令和 3 年度厚生労働科学特別研究事業「経腸栄養分野の小口径コネクタ製品の切替えに係る課題把握及び対応策立案に向けた研究」[1]にて実施した大規模アンケートのうち，注入内容に関する質問では，小児領域において，在宅小児当事者 702 回答の 55％，病棟小児 206 回答の 57％がミキサー食を注入しているとのことであった．実際ミキサー食を注入している家族からは，感染しにくくなった，髪や肌艶が良くなった，という栄養状態の改善が示唆されるものだけでなく，こどもが食べたいものを視線でアピールする，経口での摂取量が増えたという味覚の向上が示唆される感想も聞かれる．医療者や家族がミキサー食の効果を実感する反面，その効果を科学的に検証した論文はこれまでは少なかった．近年，次世代シークエンサーを用いた遺伝子レベルでの網羅的解析が行われるようになり，医療的ケア児の腸内細菌叢の検証論文が増えている．これらの論文では，一貫してミキサー食注入群が経管栄養群に比し菌叢の多様性が有意に上昇するという結果を報告している．われわれが上記事業で実施した腸内細菌検証では，ミキサー食注入群の便中短鎖脂肪酸濃度の有意な上昇を認めた．経管栄養で dysbiosis となる理由が何かを探るとともに，自然のものを注入することの重要性を介護者だけでなく医療者も熟知する必要性がある．

❖文献

1）長尾能雅，ほか　厚生労働科学特別研究事業：経腸栄養分野の小口径コネクタ製品の切替えに係る課題把握及び対応策立案に向けた研究．https://mhlw-grants.niph.go.jp/project/155844（アクセス日：2024 年 12 月 10 日）

（永江彰子）

F　医療的ケア児の生活を支援するために

2 医療的ケア児等コーディネーターの役割

Point

▶ 医療的ケア児の地域生活支援の向上のため，医療的ケア児等コーディネーターの養成が開始された．

▶ 市町村圏域配置の医療的ケア児等コーディネーターと都道府県配置の医療的ケア児等コーディネーターにそれぞれ役割がある．

医療的ケア児等コーディネーターの成り立ち

1. 医療的ケア児等総合支援事業

　昨今，新生児医療が進歩し出産後のこどもの命が救えるようになった．NICU において救命され，育まれた命は様々な医療機器をもって退院し在宅生活へ移行することにより，医療的ケア児としてわが国で増加傾向にある．出生から退院までの期間も年々短期間になってきており，養育者は新生児の子育てと医療的ケアを同時に担う事となる．出産前に両親教室で学んできたこどもの成長や授乳や沐浴，おむつ交換などだけではなく必要な医療的ケアの技術を病院で学んでいくが，養育者は「自分たちでこの子を育てることができるだろうか？」という気持ちと「この子を育てていきたい」という相反した気持ちを抱え，こどものこれからの育ちについて不安を抱えながらの退院になることが多い．

　医療的ケア児を育み，家族を支える社会資源は地域によってその量や内容に相違があった．このような現状等も鑑み平成 31 年に厚生労働省より医療的ケア児等総合支援事業の実施について要綱が各都道府県に発出されている．この事業の目的は，医療的ケア児等の地域における受け入れの促進と地方自治体の体制の整備により医療的ケア児等の地域生活支援の向上を図ることを目的とされ[1]，ここに初めて医療的ケア児等コーディネーターの養成を各都道府県で実施することが示された．

2. 医療的ケア児及びその家族に対する支援に関する法律

　さらに令和 3 年には医療的ケア児及びその家族に対する支援に関する法律（以下，医療的ケア児支援法）（**図 1**）[2]では，5 つの基本理念が示され，この基本理念を地域の医療的ケア児とその家族に届けるために，国，地方公共団体の責務や保育所，学校の設置者の責務が明確にされた．支援措置として都道府県に設置できるとされた医療的ケア児支援センターには，この医療的ケア児等コーディネーターの配置が義務つけられている．このことから，医療的ケア児等コーディネーターは各市町村や圏域と都道府県センターの 2 段階の配置となっている．こども家庭庁が実施した「医療的ケア児の実態把握のあり方及び医療的ケア児等コーディネーターの効果

126

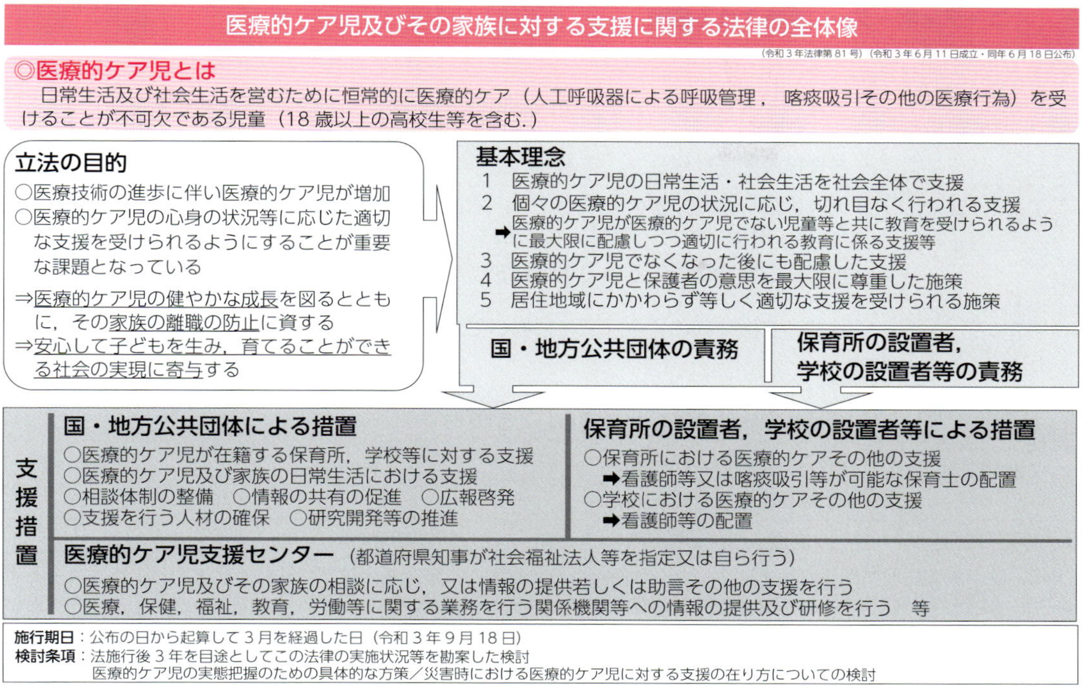

医療的ケア児及びその家族に対する支援に関する法律の全体像

（令和 3 年法律第 81 号）（令和 3 年 6 月 11 日成立・同年 6 月 18 日公布）

◎医療的ケア児とは
　日常生活及び社会生活を営むために恒常的に医療的ケア（人工呼吸器による呼吸管理，喀痰吸引その他の医療行為）を受けることが不可欠である児童（18 歳以上の高校生等を含む.）

立法の目的
○医療技術の進歩に伴い医療的ケア児が増加
○医療的ケア児の心身の状況等に応じた適切な支援を受けられるようにすることが重要な課題となっている

⇒医療的ケア児の健やかな成長を図るとともに，その家族の離職の防止に資する
⇒安心して子どもを生み，育てることができる社会の実現に寄与する

基本理念
1　医療的ケア児の日常生活・社会生活を社会全体で支援
2　個々の医療的ケア児の状況に応じ，切れ目なく行われる支援
　➡医療的ケア児が医療的ケアでない児童等と共に教育を受けられるように最大限に配慮しつつ適切に行われる教育に係る支援等
3　医療的ケア児でなくなった後にも配慮した支援
4　医療的ケア児と保護者の意思を最大限に尊重した施策
5　居住地域にかかわらず等しく適切な支援を受けられる施策

国・地方公共団体の責務	保育所の設置者，学校の設置者等の責務

支援措置

国・地方公共団体による措置
○医療的ケア児が在籍する保育所，学校等に対する支援
○医療的ケア児及び家族の日常生活における支援
○相談体制の整備　○情報の共有の促進　○広報啓発
○支援を行う人材の確保　○研究開発等の推進

保育所の設置者，学校の設置者等による措置
○保育所における医療的ケアその他の支援
　➡看護師等又は喀痰吸引等が可能な保育士の配置
○学校における医療的ケアその他の支援
　➡看護師等の配置

医療的ケア児支援センター（都道府県知事が社会福祉法人等を指定又は自ら行う）
○医療的ケア児及びその家族の相談に応じ，又は情報の提供若しくは助言その他の支援を行う
○医療，保健，福祉，教育，労働等に関する業務を行う関係機関等への情報の提供及び研修を行う　等

施行期日：公布の日から起算して 3 月を経過した日（令和 3 年 9 月 18 日）
検討条項：法施行後 3 年を目途としてこの法律の実施状況等を勘案した検討
　　　　　　医療的ケア児の実態把握のための具体的な方策／災害時における医療的ケア児に対する支援の在り方についての検討

図1 医療的ケア児及びその家族に対する支援に関する法律の全体像

〔厚生労働省：医療的ケア児及びその家族に対する支援に関する法律の施行に係る医療的ケア児支援センター等の業務等について．https://www.mhlw.go.jp/content/11907000/000843242.pdf（アクセス日：2024 年 9 月 29 日）〕

的な配置等に関する調査研究」において医療的ケア児等コーディネーターの役割や必要な活動についてさらに研究が進められている.

医療的ケア児等コーディネーターの役割

　医療的ケア児等コーディネーターは，医療的ケア児の発達を支え，人権を守りこどもたちが主体性をもった 1 人の人としてその人がその人らしく生活をするために，意思決定のプロセスに丁寧にかかわりながら，本人・家族・地域を支える役割を担う.

1. 市町村・圏域に配置される医療的ケア児等コーディネーターの役割

　おもにケースワークから始まる市町村や圏域に配置される医療的ケア児等コーディネーターの役割は，個別ケースの生活課題に対しその解決に向けたサービス調整からスタートする. しかし地域のなかでは医療的ケア児とその家族が必要とする社会資源が不足していたり医療的ケアを担う看護職の確保が困難という理由で資源はあっても利用ができない状況に向き合うこととなる. 医療的ケア児等コーディネーターは，そこで生じたこどもと家族が生活する社会との関係に不調和や欠損，社会制度の欠陥を示す状態に対して医療，母子保健，保育，教育，福祉等様々な関係機関との連携をしながら課題解決を図る役割を担う.

2. 都道府県に配置される医療的ケア児等コーディネーターの役割

　また，都道府県の医療的ケア児支援センターに配置された医療的ケア児等コーディネーターは，地域を俯瞰的にみながら，医療的ケア児支援体制整備に取り組む市町村の支援者とともに

表1 コーディネーターに期待される役割

カテゴリー	サブカテゴリー
タイムリーに専門的相談に応じる	地域で生活していくための専門的相談にタイムリーにのり，子育てを支援していく
こどもの発達段階を理解し，各ライフステージをつなぐ	各発達段階を理解して，こどものニーズに沿った支援計画を作成する
	発達段階に応じ，本人を中心とし，家族や関係者をつなぐ個別支援チームをつくる（保健・医療・療育・教育・就労等）
	長期的な時間軸でこどもの移行期をつなぎ，ライフステージを通して寄り添う
活動する地域の状況を知る	地域の支援体制の発展状況を把握して，それに応じた支援を組み立てる
支援に必要な職種，地域をつなぎ地域を耕す	養育者と地域をつなぐ
	こどもの状況を踏まえて暮らしと制度をつなぐ
	行政との間をつなぐ
	地域の関係者全体をつなぐ

本人中心に支援ネットワークを構築し，それぞれのウェルビーイングを実現する．

〔大塚　晃：医療的ケア児等コーディネーターに期待される役割．大塚　晃，ほか（監修）：医療的ケア児等コーディネーター実践テキスト　子どもの発達から読み解く事例・実践プラン集つき．メディカ出版，2024：16-23 をもとに作成〕

　地域のアセスメントを行う．こどもと家族に必要な支援や仕組みを地域の強みを活かしながら創るために，情報提供や研修実施サポート等を通して，人と人，人と地域をつなぐ役割を担う．
　このように医療的ケア児等コーディネーターは，市町村のケースワークと都道府県のソーシャルワークそれぞれに端を発しながらもこどもの発達支援，家族支援，地域支援の3つの支援を重なり合いながら実施していく．特にこどもと家族のライフステージの移行期に（在宅移行期，就園就学期，成人期，終末期等）専門性の高い支援が求められることが多いため，地域の支援者をつなぎ，パートナーシップをもって課題に取り組んでいくことが肝要である．

医療的ケア児等コーディネーターのこれから

　医療的ケア児支援法が施行され，潜在化していた医療的ケア児の生活や課題が少しずつ明らかになってきた．コーディネーターとして期待される役割に基づき（**表1**）[3]，本人中心の支援ネットワークを構築し，こどもや家族そして地域のウェルビーイングを実現するために各地での活躍がこれからも期待されている．

❖文献

1) 岩手県：医療的ケア児等総合支援事業（地域生活促進事業）．https://www.pref.iwate.jp/_res/projects/default_project/_page_/001/058/377/2.pdf（アクセス日：2024年9月29日）
2) 厚生労働省：医療的ケア児及びその家族に対する支援に関する法律の施行に係る医療的ケア児支援センター等の業務等について．https://www.mhlw.go.jp/content/11907000/000843242.pdf（アクセス日：2024年9月29日）
3) 大塚　晃：医療的ケア児等コーディネーターに期待される役割．大塚　晃，ほか（監修）：医療的ケア児等コーディネーター実践テキスト子どもの発達から読み解く事例・実践プラン集つき．メディカ出版，2024：16-23.

（遠山裕湖）

F 医療的ケア児の生活を支援するために

移行期医療と成人移行支援

Point

▶ トランジション(移行)には①自律・自立②診療スタイルの移行③診療体制の移行がある．

▶ 成人移行支援は，トランジションのための支援で，疾患の管理を家族中心から患者中心へ移す支援や転科・併診支援がある．

▶ 成人移行支援により，成人期への切れ目ない医療の提供と地域生活が送れるようにする．

　長期に栄養管理を要する医療的ケア児の病態は2つある．①腸管不全のため静脈栄養が必要な病態で，主として慢性偽性腸閉塞と短腸症候群である．知的にも身体的にもほぼ正常域〜境界領域の発達がみられる．②嚥下障害を伴う経腸栄養が必要な病態で，おもに重症心身障害児(重症児)である．こどもが育つ場所(環境)には家庭，学校，地域社会があり，そこで生きる力が育まれ，やがて大人になってその人らしく地域で暮らす．どちらの病態も多くは小児期医療だけでは完結できない．成人以降も継続した経過観察，検査，治療を受けながら地域で暮らすため，多職種の支援が必要で，それが移行期医療・成人移行支援である．この項では長期に栄養管理のいる医療的ケア児の成人移行支援について概説する．

移行に関する言葉の意味

　移行期は，小児期から成人期まで続く慢性疾患の一時期である．移行期医療は小児期発症の慢性疾患をもつ患者が小児期医療から個々の患者に相応しい成人期医療への移り変わりに対して提供される適切で良質な医療で，新しい医療である．トランジション(移行)は　小児を対象とするヘルスケアから成人を対象とするヘルスケアへ切れ目なく移る計画的，継続的，包括的な患者中心のプロセスでヘルスケアトランジションと同義．成人移行支援はトランジションのための支援で小児期発症の慢性疾患をもつ患者が成人期を迎えるにあたり，適切な医療を継続し本来のもてる能力や機能を最大限に発揮でき，その人らしい生活を送れることを目的としている．「医療」だけでなく，「健康・福祉」という広い視点から提供される．トランスファーtransferは　転科・転院という単なるイベントであり，トランジションとは異なる．

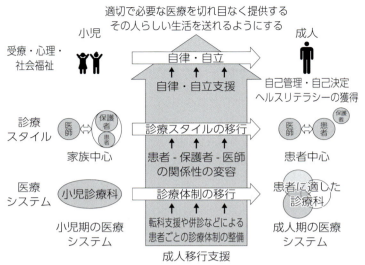

図1 成人移行支援の概念図

トランジション(移行)は「小児期発症の慢性疾患を持つ患者が小児を対象としたヘルスケアから成人を対象とするヘルスケアへ切れ目なく移る計画的,継続的,包括的な患者中心のプロセス」を意味し,3本の横矢印で示した①自律・自立,②診療スタイルの移行,③診療体制の移行が柱となる.成人移行支援はトランジションのための支援で,適切で必要な医療を切れ目なく提供することやその人らしい生活を送れることを目的とし,自律・自立支援,転科支援や併診などによる診療体制の整備が含まれる.自律・自立支援には,自己管理・自己決定・ヘルスリテラシー獲得のための支援や,就学・就労支援が含まれる.

[賀藤 均,ほか:小児期発症慢性疾患を有する患者の成人移行支援を推進するための提言.日本小児会誌 2023;127:61-78/127:114]

日本小児科学会の提言(2014, 2023)

日本小児科学会がトランジションについての2つの提言を出している.2014年は主として医療のあり方や医療形態のことなど医療の仕組みについての提言で,移行期医療に関する重要な考え方が示された.①患者の権利:患者の自己決定権を基本とする.②身体の変化への対応:年齢とともに変化する病態や合併症に対応できる医療の開発と「小児医療」から「成人医療」へのシームレスな診療を行う.③人格の成熟への対応:人格の成熟に対応した年齢相応のしくみが必要.④医療体制:疾患・病態により異なる多様な対応が必要でカウンターパートである成人診療科の専門性により,転科,併診,継続の3つの形態がある.各領域の特性に相応しいトランジションのあり方を検討し,具体化することが望まれ,どの形態するかの決定権はあくまで患者・家族にあるとされた.2023年には移行期医療における支援の位置づけを明確にし,小児期発症慢性疾患を有する患者の成人移行支援を推進するための提言が出された.2023年の成人移行支援についての概念図(図1)[1]が示されている.

大阪府移行期医療支援センターの活動と成人移行支援の実際

2017年厚生労働省は移行期医療を推進するためにコーディネーターを配置した移行期医療

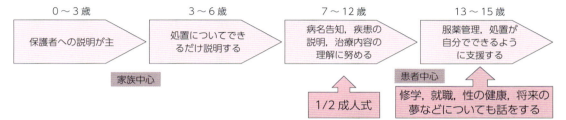

図2 自律・自立支援のための患者への発達段階を考慮し計画的で，繰り返しの説明
小児科診療において，こどもの成長に合わせて自分が治療の主体であることを教え，意思決定できるように支援する．また自分の病気，病状，必要な治療を理解し，服薬管理，医療的ケアなどが自分でできるように支援する，同時に就学，就職，性の健康，将来の夢などについても話をする

支援センターを設置するように全国都道府県に通達を出した*．それを受けて，大阪府では2019年に大阪母子医療センター内に大阪府移行期医療支援センターを設置した．そこでの活動を通して，成人移行支援の実際を紹介する．

ホームページ[2)]を作り，現状調査（アンケート）を行った．その結果小児診療科が成人以降も診続けている病態として，重症児，てんかん，ダウン症，先天性心疾患の順で多かった．これら移行困難疾患について研修会や懇話会を開催し，移行期医療・成人移行支援の啓発と小児─成人診療科，病院─地域医療，医療・福祉・保健・教育の連携を進めている．

1. 自律・自立支援〔患者自身の自律・自立と診断スタイルの移行(図1 上部・中部)〕

自己管理・自己決定・ヘルスリテラシー獲得のための支援で，経済的な自立，妊娠出産や性のことを相談できること，病名や病態を知り，薬剤の管理ができ，体調不良を伝えることができるなどが目標で，疾患以外の世界を広げるための支援（好きなこと，嫌いなこと，友達関係，将来の夢など）や就学・就労支援も含まれる．これらのために，多職種の支援者が成人移行支援へかかわり，診断がついたときから始める．発達段階を考慮したことばや内容を選び，移行期外来などで，十分時間をかけて，5歳，10歳，15～18歳などに繰り返し行い説明内容を定着させる．大阪母子医療センターでは一部の疾患（先天性心疾患，性分化疾患，総排泄腔遺残症・総排泄腔外反症，小児がん経験者）では移行期外来を設け，多職種（医師，看護師，心理士）で成人移行支援を実践している．

腸管不全の児の移行支援を図2にした．最初は家族中心であるが，患児の成長に合わせて自分が治療の主体であると教え，意思決定に参加できるように，また，自分の病気，病状，必要な治療を理解し，服薬管理，医療的ケアなどが自分でできるように支援する．

2. 医療に関わる支援〔診療スタイルの移行と診断体制の移行(図1 中部・下部)〕

診療スタイルの移行の支援は家族中心→患者中心へ変容する支援でたとえば受診が1人でできるようにする．小児と成人の医療体制の違いを説明する．

診療体制の移行の支援は小児─成人診療科の連携やトランスファー（転科），併診の支援で10歳頃から準備を開始し15～18歳には見通しを話し，多くは20歳代の転科（イベント）を目指す．

大阪府移行期医療支援センターでは相談窓口を設置して，コーディネーターや担当医師による主として転科・併診についての相談業務を行っている．また，転科が容易でない患者に対して多機関・多職種による移行前カンファレンスを開催し，移行のコーディネートをしている．小児診療科と移行先候補の関係者がオンラインで一堂に会し，発症から現在までの経過や治療

の情報, 患者・家族の社会的背景や家族関係, これまでの心理的変化など, 診療情報提供書には掲載されにくい, 成人診療科側も診察するうえで必要な配慮や支援の方法治療方針や検査時期など意見交換を行う. これにより双方のトランジションを理解した医療者（Transition champion：TC）を育成することにもなる.

＊　　　　＊　　　　＊

医療的ケア児の多くが成人期を迎える. 長期間の多職種の支援が地域での暮らしを支える. 栄養支援は, 医療的ケアであると同時に患者と家族の生活と QOL の向上をサポートする. 栄養ケアに携わる多職種は食を通して患者とその家族にエンパワーメントすることで成人移行支援のなかで重要な役割を担っている.

＊2024 年 10 月時点は 11 都道府県で設置されている.

❖文献

1) 賀藤　均, ほか：小児期発症慢性疾患を有する患者の成人移行支援を推進するための提言. 日小児会誌 2023；127：61-78/127：114.
2) 大阪府移行期医療支援センター. https://ikoukishien.com/（アクセス日：2024 年 9 月 29 日）

❖参考文献

・江口奈美, ほか：小児期発症慢性疾患の子どもの自立に向けた多職種による支援～移行期支援シート「子どもの療養行動における自立支援のめやす」を作成して～. 大阪母子医療セ誌 2017；33：67-75.

（位田　忍）

Column 未来を見据えた医療的ケア児の栄養・摂食支援

医療的ケア児で発達障害の偏食といえば, 座位や歩行でき身体や口腔機能的に特に問題がないのに食材を口にするのを拒否するこども達を思い浮かべる. 疾患から経管栄養になり機会がなかった場合や食べていたのに食べなくなった場合もある. 食べなくなった原因には離乳食の味の変化や食材のかすかな付着性, ざらつきの違いなどが考えられる. 身長体重が平均よりも低めが多く, 成長曲線の標準体重を目標にしてしまうと摂取エネルギー量が多くなることもあり, むら食いや拒食など, 自ら食べ控え, 食べることを忘れることもある. 家族が口から食べてほしくても食べることは嫌なこと, チューブから入れると思っている. そこで, 家族の食事の時に経腸栄養（EN）を注入したり, 注入の前に好きそうな液体のものを指で少し口につけてから注入にする. 初めこどもは怒ることもあるが, 「すごいね」など褒める. 慣れてきたら, シリコンスプーンなどを近くに置き, しばらく置いて見慣れたら, スプーンでなめてみる. 100 mL 近く摂れたら似たような物も試す. 口にできた量は関係なく, 1 日のミルクの量を一定期間固定しながらミルクを減量した方が進展しやすい. また, 注入に時間がかかることで遊ぶ時間がとれないで困ると聞く. 容量や濃度の調整, シリンジで入れるなどすると, 楽しめる時間も作りやすい. 楽しく少しずつ変化させ, 環境を整えると受け入れやすいので将来を考え生活を広げられる支援が必要と考える.

❖参考文献

・山根希代子（監修）：発達障害児の偏食改善マニュアル. 中央法規出版, 2019 年.

（藤井葉子）

F　医療的ケア児の生活を支援するために

4 災害時の対応 —栄養学的視点からの支援と準備

Point

▶ 災害による環境変化は医療的ケア児にとって精神的にも身体的にも大きな負担となる.

▶ 災害時に医療的ケア児の栄養状態を維持するためには，予備電源の確保や食料品，医療物品の備蓄だけでなく，自助・共助・公助の観点から個別の災害避難計画を作成し，医療・福祉関係者や地域住民と共有することが重要である.

　多くの自然災害は突然起こり，一瞬で日常生活を壊してしまう．災害時は予測できない不安定な環境下で過ごすことになる．特に重症心身障害児（重症児）や自閉スペクトラム症など発達上の問題を抱えるこどもは環境変化に脆弱であり，精神的にも身体的にも多くの困難に直面する．医療的ケア児の災害対策としては電源の確保が真っ先に思い浮かぶが，ここでは災害時の栄養問題について取り上げ，その事前準備について考察する.

災害時の栄養問題とは？

1. エネルギー・栄養素の不足

　災害時はライフラインや食品の流通が途絶え，食事自体が十分に確保できないためにエネルギー・栄養素の摂取不足が生じる．また，行動が定式化している自閉スペクトラム症児や感覚過敏が強く普段から偏食傾向であった発達障害児は，慣れ親しんだ食べ物がないことや，避難所などの環境変化に対応しきれず，何も食べずに何日間も過ごしてしまうことによる栄養不足が生じる．経腸栄養剤や濃厚流動食を使用している場合，栄養剤の備蓄がある間は栄養問題を生じにくいが，災害の長期化によって栄養剤の備蓄だけでなく経腸栄養ボトルやシリンジなどの衛生材料の不足によって投与回数が制限されることによる脱水や栄養不足も懸念される．特に重症児のなかにはミキサー食で栄養管理をしているケースも多く，ミキサー食を作るための電源や食材の確保は栄養不足に直結する切実な問題となる.

2. 医療的ケアの継続困難

　災害時には，人工呼吸器や吸引器，経腸栄養ポンプなどの医療機器の電源確保が課題となることは容易に想像がつくが，災害の規模によっては訪問看護や訪問介護など日常的に利用している支援が途絶えることも想定される．食事や口腔ケア，排泄ケア，入浴の介助や体位変換，バイタルの確認，与薬管理（皮下注射含む）などがあってこどもの健康状態を維持できているため，災害時の栄養状態は単に栄養補給だけの問題ではない．災害によって日常のケアが途絶えることも栄養状態の悪化に直結する切実な問題である．特に口腔ケアの不備は摂食機能の低下を招き，誤嚥性肺炎のリスクも高めてしまう．実際，1995年の阪神淡路大震災における震災関

133

連死の約 30%が呼吸器疾患であり，残念ながらその傾向は 2011 年の東日本大震災，2016 年の熊本地震でもほぼ同じ水準であったと報告[1]されている．

3. 医薬品の不足

医療的ケア児に使用される医薬品のなかでもインスリン製剤や抗利尿ホルモン点鼻薬などは冷蔵庫保管が必要であり停電による影響が大きい．これらの薬剤は，食事や水分摂取に直接影響を与えるため不足すると生命の危機に直結してしまう．また，医薬品流通の不安定な災害時には日常的に使用している薬ではない同種同効薬で代替するケースも想定されるため，避難時にはお薬手帳の携行が必須である．

どのように備えるか？

災害が発生すると，避難，電源の確保，医療福祉施設・行政機関などとの連絡・連携，必要な物品の確保などが必要になる．このため，災害が起きる前から災害時を想定した準備をしておくことが不可欠となる．2016 年(平成 28 年)の改正児童福祉法により医療的ケア児への対応が自治体の努力義務になったことや，2021 年(令和 3 年)の医療的ケア児支援法の施行や災害対策基本法の改正によって，医療的ケア児の「災害への備え」について行政や地域の対策がようやく始まったところである．自治体によっては医療的ケア児の「災害サポートハンドブック」[2]などを作成し，医療的ケア児の情報を普段から身近な人らと共有しておくことを勧めている．情報共有する内容としては，栄養剤の注入スケジュールや人工呼吸器の設定といった医療行為の内容，排泄の回数や食事の摂り方(食形態や投与量)，食物アレルギーの有無，かかりつけ医の連絡先などがある．これらの情報を保護者が記入し，医療福祉関係者だけでなく，特別支援学校の教員や地域住民ら関わりのある人にもコピーを渡し，災害時の支援者を増やしておくことも必要である．

災害時には避難するかどうかや避難のタイミングを見極めることが重要であるが，いざ災害が起こってからでは適切な判断が難しいことがある．特に医療的ケア児やその家族にとって，自宅を出て避難することは決して容易ではない．そのため，住んでいる地域の災害リスクをハザードマップなどで日ごろから確認しておき，自治体が避難情報を出したときには「避難すべきか」「自宅にとどまるべきか」を事前にイメージしておくことが大切である．そのうえで福祉避難所への避難や安全な地域の親戚や知人宅などに避難することも検討しておく必要がある．避難先は災害の種類によって異なるため，事前に起こりうる災害を想定したうえで複数の避難先を考え，避難経路も含めて実際に確認しておくことが重要である．また，避難所ではなく自宅避難が可能であっても，災害時の人的リソースは避難所に集中しやすく，自宅避難している重症児の家族にとっては物資や情報が届きにくく，不安が増強されやすくなることも支援者は理解しておく必要がある．

具体的に事前準備できることは何か？

災害発生から数日を過ぎるとライフラインや流通が回復し始めるが，医療的ケア児が必要とする医療ケア物品や栄養剤，薬剤が安定的に供給されるまでには数週間から数か月を要することも十分に考えられる．そのため，入手できるもので乗り切らなければならない状況になるこ

とも想定しておかなければならないのが現実である.

1. 普段から多様な栄養法を

経腸栄養剤のみで長期間栄養管理をしていると,他の栄養剤やミキサー食を腸が受け付けにくく,新しい栄養法に腸管耐性が得られるまで時間を要することがある.このことは必ずしも普段と同じ栄養剤が入手できない可能性がある災害時においてはリスクとなる.食物アレルギーなど医学的理由にもよるが,普段から単一の栄養剤に依存することなく多様な食材を摂取できるように慣らしておくことは,災害時のみならず普段の健康を維持するうえでも重要な視点である.栄養剤の一部でもミキサー食に置き換えることができていると,いざというときに普段の栄養剤と異なる栄養剤を注入しても腸管耐性が得られやすい.ミキサー食に置き換えるのが難しいケースでも,水分補給や間食として果汁100%ジュースやみそ汁,スープ類を取り入れておくだけでも意味がある.

2. 市販品の循環備蓄(ローリングストック)

経腸栄養剤やミキサー食を導入する際,筆者は同時に市販の特殊栄養食品(レトルトミキサー粥や濃厚流動食品)の利用も勧めている.市販品の紹介をすると価格的な面や市販品を使うと愛情がないと思われるのではないかとの懸念を耳にすることがあるが,そういった時には「いつもミキサー食を作ってくれる方がインフルエンザやCOVID-19に罹った時や災害の時などミキサー食が作れなくなる状況できっと役に立つので毎日じゃなくてもいいから利用することを検討してみてください」と説明している.市販品を取り入れ,定期的に使用することで循環備蓄ができるだけでなく,前述の食品摂取の多様性も保つことができる.

3. 個別避難計画(災害時ケアプラン)とシミュレーション

災害時にはどのような支援が必要なのか,誰が支援するのかなど,平時から災害を想定して準備をしておく必要がある.2021年の災害対策基本法の改正によって医療的ケア児等の災害時要支援者の個別避難計画作成が自治体の努力義務となっているため,医療・保健・福祉・地域等と連携して事前に計画を立てておくとよい.実際には日常の支援を担当している福祉専門職や訪問看護師を中心として,医療や福祉関係者,地域住民と連携しながら作成することになる.また,実際に防災備蓄食の試食や熱源が限られた状況での炊き出しや調理体験など平時から関係者と合同で災害時のシミュレーションを行っておくことで安心できる個別避難計画を作ることができる.

＊　　　　＊　　　　＊

災害時に医療的ケア児の栄養状態を維持するためには,停電時の予備電源の確保や飲料水を含む非常食や栄養剤,医療物品などを確保しておくことだけでなく,個別避難計画を作成し,地域と共有することで,災害時に迅速かつ適切な対応ができるように準備しておくことが重要である.しかし,医療的ケア児の災害対策はまだまだ始まったばかりであり,課題が多い.地域社会全体での理解と協力が不可欠であり,今後も継続的な取り組みが求められる.

❖文献

1) 中久木康一:避難所の歯科保健の重要性.地域保健 2022;53:35-39.
2) 兵庫県:医療的ケア児災害対応サポートハンドブック. https://web.pref.hyogo.lg.jp/ehk06/documents/handbook.pdf (アクセス日:2024年9月15日)

(鳥井隆志)

F 医療的ケア児の生活を支援するために

医療的ケア児を支えるための体制づくりに向けて

> **Point**
> ▶ 小児栄養分野を支える人材育成活動が管理栄養士・栄養士に対して行われている.
> ▶ 栄養ケア・ステーションは,医療的ケア児を支援する地域活動拠点として期待されている.
> ▶ ICTを活用した新しい栄養サポート体制の整備が進んでいる.

　国の政策では,2021年(令和3年)6月に「医療的ケア児及びその家族に対する支援に関する法律」を制定し,医療的ケア児及びその家族に対する支援について,国,地方公共団体等の責務を明らかにし,安心してこどもを生み,育てることができる社会の実現に臨んでいる.
　現状の制度のなかでは,まだ管理栄養士・栄養士は直接的なサポートを担う職として位置づけられてはいないが,医療的ケア児が抱える食事や栄養上の諸問題について,本人だけでなく家族のケアとしてサポートにあたるべく,医療,福祉,学校(幼稚園,保育所を含む),行政,そして地域でも活動の幅を広げている.

小児栄養のスペシャリストとなる人材育成活動

　日本栄養士会では2023年度より特定分野「小児栄養分野管理栄養士・栄養士」の認定制度を開始した.
　この制度では,こどもたちの成長と発達を理解し,こどもたちが安全に,安心して過ごしていけるよう,こどもたちにかかわるすべての職域が連携してサポートできるよう「小児栄養」という分野を深く理解し,大きく広めていくことを目標にしている.小児にかかわる管理栄養士・栄養士として広い知識・技術を修得し,疾患・症状・栄養状態に適した栄養食事指導(支援)ができるスペシャリストとしての活動が期待されているところである.
　特に,医療分野以外の職域でも基本的な小児の疾患について理解し,各分野で継続した療養生活を送れること,そして適切な状況で医療との連携が図れることも視野に研修を進めている.
　なお,日本栄養士会では,特定分野として「在宅訪問管理栄養士」「食物アレルギー分野管理栄養士・栄養士」,専門分野として「在宅栄養専門管理栄養士」,「摂食嚥下リハビリテーション栄養専門管理栄養士」など,医療的ケア児の生活環境に沿って支援,サポートができる人材も育成されている.今後これまで以上に医療的ケア児への対応を視点として連携強化が重要である.

表1 栄養ケア・ステーションのおもな業務

相　　談	栄養・食に関する相談
特　　保	健診後の食事指導
レ シ ピ	レシピや献立の考案
スポーツ	スポーツ栄養に関する指導・相談
訪　　問	栄養・食に関する相談（訪問型）
講　　師	セミナー・研修会への講師紹介
料　　理	料理教室の企画運営
診　　療	診療報酬・介護報酬にかかる業務
指　　導	医療機関と連携した栄養食事指導
食　　品	食品・栄養成分表示に関する指導・相談
地　　域	地域包括ケアシステムにかかる事業関連業務

栄養ケア・ステーションでの地域に密着した活動

　日本栄養士会では，管理栄養士・栄養士が行う栄養ケア業務の地域拠点として，栄養ケア・ステーションを全国に設置し，地域住民が管理栄養士・栄養士による栄養ケアの支援と指導を受けて，生涯にわたる実り豊かで健やかな生活を維持することのできる地域社会づくり目指す取り組みを進めている．

　栄養ケア・ステーションは，全国の都道府県栄養士会内に開設（47か所）されており，おおむね**表1**のような業務にあたっている．

　相談業務では，有床診療所・診療所（クリニック）からの依頼に応じて医療保険による外来栄養食事指導や在宅患者訪問栄養食事指導，介護保険による居宅療養管理指導などへの対応も可能となっている．また，2024年4月1日現在で認定栄養ケア・ステーションとして全国の都道府県，市区町村に545拠点（登録管理栄養士・栄養士5,205名）を組織[1]し，活動している．なお，これらのなかの71拠点では機能強化型認定ケア・ステーションとして認定栄養ケア・ステーションの機能に加え，傷病者の療養上ならびに介護または支援を要する者の，低栄養状態などの改善に必要となる複雑困難な栄養管理等を担う活動を行っている．

　これらの活動拠点では，地域に密着した栄養サポートを念頭に活動しており，医療的ケア児の食事や栄養上の問題についてもきめ細やかな対応ができるものと期待している．

　なお，活動の詳細は，各都道府県，各拠点によって異なる．日本栄養士会，各都道府県栄養士会のホームページに各所の業務概略，連絡先，経費（有償・無償の事業あり），契約方法等が公開されているので，参照されたい（**図1**）．

情報通信技術（ICT）を活用した新しい栄養食事指導・相談の対応

　情報通信技術（ICT）は，今や私たちの社会に浸透しつつあり，いろいろな場面で利用されている．医療保険での「外来栄養食事指導」でも情報通信機器を用いた栄養食事指導が認められた．前述の都道府県が設置・運営する栄養ケア・ステーションでも徐々に体制整備が進められており，今後在宅療養中の患者・家族と管理栄養士（指導者）が連携したサポート体制が構築されていくかと思われる．現在利用が促進されているマイナンバーカードの活用技術がさらに進

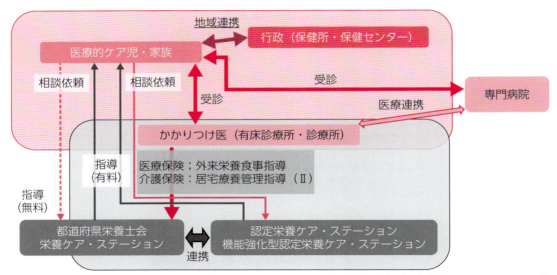

図1 栄養ケア・ステーション/認定栄養ケア・ステーションの活用（機能強化型認定栄養ケア・ステーション）

み，各種情報が密に連携できるようになればより細やかなサポートが可能になるのではないかと考える．

医療的ケアに必須となる，特殊な調理形態や提供方法などは，言葉（会話）や文字，写真などの資料だけでなく，視認しやすいビデオコンテンツの利用も可能となるのではないだろうか．

医療的ケア児のより適切なサポートに向けて

現状でもインターネットによる多様な情報の共有はすでに始まっている．さらにAI技術の発達により求める情報がより絞りこまれて，いつでも手に入る時代が始まりつつある．治療・療養にかかる食品情報や食事のレシピも膨大な情報が簡単に入手できる．しかし，その情報がすべての対象者に適切に当てはまるわけではない．われわれ管理栄養士・栄養士は，食事や栄養上の問題を抱える患者らの状態をしっかりとアセスメントし，適切にコーディネートすることに努めており，これらの情報を適切に利用できるようサポートすることが大切である．前述した栄養ケア・ステーションや認定栄養ケア・ステーションでも，困ったときに頼ってもらえる組織として地域に密着して活動している．

医療的ケア児の食にかかわる悩みやトラブルの解決に，われわれ管理栄養士・栄養士や栄養ケア・ステーションという社会的サポート体制が有効的に活動できるよう努力していきたい．

❖ 文献
1) 日本栄養士会：栄養ケア・ステーション．https://www.dietitian.or.jp/carestation/（アクセス日：2024年4月1日）

（塚田定信）

F 医療的ケア児の生活を支援するために

6 医療的ケア児を支える視点 —多職種連携

Point
▶ 医療的ケア児ということばにより，当事者だけでなく養育者の視点が入る．
▶ 医療的ケア児の栄養は多職種の連携が有効である．
▶ オープンダイアローグ，ユニバーサルデザインなどの視点をとり入れたい．

養育者と当事者の視点

「医療的ケア児」ということばは，これまでの「重症心身障害児」ということばとは，明確に異なるディメンションを導入している（図1）．重症心身障害児では，運動機能の障害と知的障害の両者があることを示しているが，これらはどちらも当人の障害を示している．医療的ケア児では，養育者による医療的ケアを必要とすることに言及している．当人の障害にではなく，養育者の行為（負担）に焦点を当てたことにより，主語が当人から養育者に変化するのである．栄養摂取のための行為である，食べる（eat）についても［飲む（drink）もここに含むとして］，食べさせる（feed）という存在があることを示している．幼少期には誰でも食べさせる存在が必要なのであるからケアを必要としているのであるが，医療的ケアは，そのケアが通常は医療現場でのみ行われている医療行為に相当するものであるということが異なっているだけである．

養育者の視点で考えることは，これまでも医療現場でみられている．たとえば栄養量の設定において，介護のしやすさ（養育者の腰の負担）を考えて，体重を増やさないような設定にすることが一般的に行われている．ところがその結果，るい痩が著明となり，体調不良になる頻度が増していることがよくある．われわれは，上腕三頭筋皮下脂肪厚（TSF）が7 mm未満だと体調不良の頻度が増すことから，TSFを7 mm以上に維持することを心がけている．体重が少し増加するだけで，体調不良の頻度が減り，救急受診や入院の頻度が減ることで，介護の負担が減

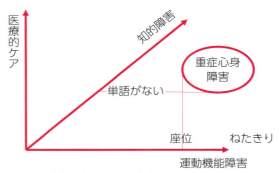

図1 重症心身障害と医療的ケア

少する，といったことは日常よく経験する．

当事者の視点に立って考えることも必要である．重症心身障害児施設での栄養サポートを開始した当時のことをレポートした管理栄養士の文章にハッとしたことがある．以下に引用する．

重症心身障害を抱える患者は，自分の意思を相手に伝えることが難しく，「これが食べたい」，「量が足りない，もっと食べたい」という思いを，家族や医療スタッフへストレートに伝えられないで過ごしている．したがって，重症心身障害の栄養管理においては，家族や医療スタッフが日々介助するひとさじひとさじの食事や，チューブの中を流れ落ちていく栄養剤が，患者の栄養状態を支えているという重要性を，常に意識して取り組んでいかなければならない[1]．

当事者の視点が入らないことで支障が起きえることとして，栄養素の一例として，ナトリウムをあげたい[2]．わが国ではナトリウムは摂りすぎが問題になることが圧倒的に多い．一方でナトリウムは浸透圧の調節や細胞外液量の維持など，生きるうえで重要な役割を担っている．われわれは減塩を心がける必要があり，不足する状況を作ろうとすると食事に満足できなくなるので，不足する事態は考えなくてもよい．しかしながら，経腸栄養剤は減塩仕様となっており，注入する場合は味に満足しているかはわからないため，不足することを考慮する必要がある．ナトリウムのめやす量（一定の栄養状態を維持するのに十分な量）と目標量（疾病発症予防のために目標とすべき量）の範囲は狭いのである．

○ 多職種連携

医療的ケア児の栄養を支える視点を広げるためにも，医師，管理栄養士だけでなく，さらに多職種の連携が有効である．薬剤師は消化管機能に影響する薬剤，栄養剤と薬剤の相互作用などについて，助言をすることができる．また，医療的ケア児はポリファーマシー（多剤併用）となりやすい傾向にあるが，有害事象，服薬過誤，アドヒアランスに影響しうること，服薬の手間や医療費にもかかわることでもあるので，取り組むことが求められる．また，薬剤の使用にあたっては，費用対効果も考慮に入れる必要がある．フォーミュラリーは，医薬品の選択にあたって，有効性，安全性に加えて，経済性なども含めて提案をしていくものである．これについても，薬剤師の参画が期待される分野である．

歯科スタッフ（歯科医師，歯科衛生士，歯科技工士）の連携も必要とされている．摂食嚥下の機能の発達や障害について専門性を有する歯科医師による指導，教育は，医療的ケア児の栄養ケアにとっては不可欠である．歯科衛生士は，口腔ケアについての技術を有し，食べものの入り口である口腔の健康にかかわる職種である．歯科技工士は，クラウン，ブリッジ，義歯，インプラント，矯正装置などの作成や加工などを行うことを通じて，口腔の健康に関与している．

リハビリテーションスタッフ（リハビリテーション医師，理学療法士，作業療法士，言語聴覚士）の連携も必要である．摂食嚥下，体位などの調整なども含め，多岐にわたっている．サルコペニア（サルコペニア肥満を含む），フレイル，悪液質などの視点からもサポートをしていくことが期待される．

整形外科医師による，側弯症に対する治療なども，消化器系機能の維持につながる．

学校スタッフ（教諭，養護教諭，栄養教諭，スクールソーシャルワーカーなど）の役割も大きい．こどもの生活のなかでは，その約1/3の時間は学校で過ごしているのである．

医療的ケア児の支援に役立つ手法・考え方

1. オープンダイアローグ

医療的ケア児の支援を多職種で行うにあたって，オープンダイアローグ(Open dialogue)[3]の手法を紹介しておきたい．オープンダイアローグは，問題を解決する手法として，当事者本人と支援者が対等な立場で対話をすることである．オープンダイアローグには，私たち支援者がともすると忘れがちな，あくまで主語は当事者の側であるという視点に立っているといえる．オープンダイアローグはもともと精神科の急性期の対応と位置づけられた方法論である．通常時の対応方法としては，アンティシペーションダイアローグ(Anticipation dialogue)がある．状況を把握したうえで，支援者側が主観的に心配になったことがらを伝え，それが将来解決しているとしたら，どういった策がありえるかを，当事者に想定してもらうという流れである．

2. 障害の相対性理論

そもそも，障害は機能面で固定されているであろうか．眼を近づけないとピントが合わない人は視覚に異常があるが，眼鏡やコンタクトを用いれば，何ら支障がなくなる．耳が聞こえない場合でも，手話が使えれば，支障なくコミュニケーションがとれる．しかし，手話が使えない人とはやりとりが不自由である．手話が使えない人が手話障害ととらえることもできるのである．他言語同士のやりとりでも同じことがいえる．障害は機能面からのみで固定されているものではなく，社会との関係性によって，支障のありようが違ってくる．それを「障害の相対性理論」と表現してみたい．

3. ユニバーサルデザイン(UD)

本人と養育者の生きにくさは，その障害やケアの必要度合いにもよるが，社会のありようにも左右される．ユニバーサルデザイン(universal design：UD)[4]の考え方は，1985年にアメリカで提唱されたもので，誰もが生きやすい社会を実現するデザイン(設計)とプロセス(過程)のことをいう．ユニバーサルデザインの7原則は，公平な利用(equitable use)，利用の柔軟性(flexibility in use)，簡単で直感的(simple and intuitive)，認知できる情報(perceptible information)，間違えても大丈夫(tolerance for error)，身体的負担が少ない(low physical effort)，利用しやすい大きさと空間(size and space for approach and use)である．

一般社会においては，医療的ケア児は圧倒的に存在感が薄い．ICTをフルに活用して，社会参画が広がることを期待したい．また養育者は医療的ケアを日常的に休みなく行っており，それは重労働であり，かつ技術を要しているものであるが，そこには給与は一切発生していない．UDに照らすと，医療的ケア児をとりまく社会的状況は，理想と現実のギャップが相当大きいが，意識しておきたいものである．

❖ 文献
1) 内島純代，ほか：重症心身障害栄養プロジェクトチームの取り組み．臨栄 2018；132：1014-1019.
2) 高増哲也．電解質異常．Nutrition Care 2019：12：960-965.
3) 高増哲也．オープンダイアローグ．Nutrition Care 2021：14：760-761.
4) 高増哲也．ユニバーサルデザイン．Nutrition Care 2021：14：674-675.

(高増哲也)

索　引

和　文

あ
亜鉛　67
アミノ酸代謝異常　43
アレルギー　96
アンティシペーションダイアローグ　141

い
移行期　129
移行期医療　129
意思決定　131
胃食道逆流　83
胃食道逆流症　71, 92
医薬品　111
胃幽門前アクセスルート　79
医療的ケア　122, 139
医療的ケア児　40, 122
　——キャンプ　104
　——支援センター　124, 126
　——支援法　122
　——等コーディネーター　124, 126
　——等支援者養成研修　125
医療に関わる支援　132
イレウス　72
胃瘻　48, 80, 104, 106
咽頭残留　110

え
永久歯　24
栄養カテーテル接合部の洗浄方法　85
栄養ケア　7
栄養ケア・ステーション　118, 137
栄養障害　62
栄養食事指導　106
栄養評価　32, 63
エネルギー換算係数　41
エネルギー供給源　10
エネルギー蓄積量　39
エネルギー必要量　9
嚥下障害　71
嚥下造影検査　91
嚥下内視鏡検査　91, 109

お
嘔吐　83
オープンダイアローグ　141
お薬手帳　134
押しつぶし機能　22

か
改訂水飲みテスト　47
喀痰吸引　123
家族の負担　103
カルニチン　67, 100
看護師　113
感性の特性　26
関節可動域　47
間接カロリーメトリー　38

き
気管カニューレ内吸引　123
気管内肉芽　88
基礎代謝量　37
気道狭窄　86
逆流性食道炎　72, 83
吸啜窩　24
牛乳アレルギー　97
教員　113
筋力　20

く
空腸瘻　48
口から食べるバランスチャート　115
グルコーストランスポーター1欠損症　43
グレープフルーツ　94

け
経胃瘻的空腸チューブ　81
経管栄養　79, 123
経口摂取　57, 112
経腸栄養用コネクタ　85
経腸栄養剤　49
経腸栄養製品　36
経腸栄養法　45
経鼻アクセスルート　45
経鼻胃管　80
経皮空腸チューブ　81
経皮経食道胃管　80
経皮経食道胃管挿入術　48
鶏卵アレルギー　97
ケースワーク　128
ケトン食　43
ケトン体　94
ケトンフォーミュラ　95

こ
口腔内乾燥　47
口唇閉鎖不全　47
喉頭　24
喉頭機能不全　86
喉頭軟化症　109
誤嚥　112
骨格筋量　20

さ
在宅医療　2, 118
在宅栄養管理　109
在宅人工呼吸療法　89
サルコペニア　20

し
歯科　140
シトリン欠損症　42
重症児デイサービス　30
重症心身障害児　70
循環備蓄　135
消化管機能　45
消化管瘻アクセスルート　45
消化態栄養剤　27, 47, 49
上腸間膜動脈症候群　73
小児在宅　118
消費エネルギー量　37
上部消化管造影検査　84
情報通信機器　137
静脈栄養　45, 75
少量頻回授乳　84
上腕三頭筋皮下脂肪厚　139
食行動　25
食事を楽しむ　8, 53
食道 pH モニタリング　84
食道インピーダンス検査　84
食物アレルギー　23, 96
食物除去　96
食物繊維　29
自律・自立支援　131
新奇性恐怖　26
新生児・乳児食物蛋白誘発胃腸症　100
新判定スコア　3

す・せ
すり潰し機能　23
生活習慣病　43
成熟型嚥下　21

成人移行支援　130
成長曲線　33
成長評価　15
成分栄養剤　27, 47, 49
摂食嚥下障害　30, 44
摂食機能の発達　60
摂食拒否　111
摂食障害　71
セレン　100
洗浄方法　85

そ
相互作用　111
ソーシャルワーク　128
側弯　47
咀嚼機能　25

た
体位ドレナージ　110
体重減少率　33
唾液誤嚥　109
多職種　113, 129
脱毛　69
短腸症候群　74
たんぱく加水分解乳　100
蛋白合成　11
たんぱく質・エネルギー低栄養状態　62

ち
地域資源　116
窒息　26
中咽頭　25
中心静脈栄養　47, 75
チューブ空腸瘻　81
腸管粘膜　45
長期呼吸管理　86
腸内細菌叢　52, 98, 125

つ・て
使いわけマニュアル　36
爪の白色化　68
定型発達児　14
鉄　67
転科　132
電解質　12

と
頭囲曲線　15
糖原病　42
糖原病Ⅰ型　44
糖質　44
投与エネルギー量　76
特殊ミルク　49
吐血　83
トランジション　129

な・に・の
ナトリウム　140
乳歯　24
乳児(型)嚥下　21
乳幼児突発性危急事態　83
認定制度　136
濃厚流動食　44

は
発達期嚥下調整食分類2018　58
発達障害　43, 132
半消化態栄養剤　27, 47, 49
反復唾液嚥下テスト　47

ひ
ピーナッツアレルギー　97
ビオチン　100
ビタミン　12, 29, 66
ビタミンD　70
非蛋白質熱量/窒素比　41
必要栄養量　28
必要エネルギー量　37
必要水分量　28
皮膚炎　69
肥満度　33
微量元素　12, 66
貧血　69

ふ・へ・ほ
噴門形成術　85
併診　132
ベースライス法ミキサー食　55, 106
偏食　26, 30, 132, 133
便秘　73
訪問薬剤管理指導　40
捕食機能　21
哺乳　17
哺乳期　19
ポリファーマシー　111

ま・み
末梢静脈栄養　47, 75
ミキサー食　98, 102, 104, 109, 125
ミネラル　28

や・ゆ・よ
薬剤師　140
幽門後アクセスルート　79
ユニバーサルデザイン　141
幼児食　102

り・ろ
離乳食　97, 102
リハビリテーション　140
ローリングストック　135

欧　文

B
bacterial translocation　45
Bichatの脂肪床　24
BMI(body mass index)　33
BMR(basal metabolic rate)　37

G
GER(gastroesophageal reflux)　83
GERD(gastroesophageal reflux disease)　71, 92
GLUT-1(glucose transporter type 1)欠損症　43

H・I
HMV(home mechanical ventilation)　89
ISO 80369-3　36, 85

K・N
KTBC小児版注釈　115
NPC/N比(non-protein calorie/nitrogen比)　41

P
PEM(protein energy malnutrition)　62
PFC比　28
PN(parenteral nutrition)　75
PPN(peripheral parenteral nutrition)　47, 75
PTEG(percutaneous trans-esophageal gastro-tubing)　48, 80

R・T・U
ROM(range of motion)　47
TPN(total parenteral nutrition)　47, 75
TSF(triceps skinfold thickness)　139
UD(universal design)　141

・ JCOPY 〈出版者著作権管理機構 委託出版物〉
本書の無断複写は著作権法上での例外を除き禁じられています．
複写される場合は，そのつど事前に，出版者著作権管理機構
（電話 03-5244-5088，FAX03-5244-5089，e-mail：info@jcopy.or.jp）
の許諾を得てください．

・ 本書を無断で複製（複写・スキャン・デジタルデータ化を含み
ます）する行為は，著作権法上での限られた例外（「私的使用の
ための複製」など）を除き禁じられています．大学・病院・企
業などにおいて内部的に業務上使用する目的で上記行為を行う
ことも，私的使用には該当せず違法です．また，私的使用のた
めであっても，代行業者等の第三者に依頼して上記行為を行う
ことは違法です．

医療的ケア児の栄養療法サポートブック
—食と栄養ですべてのこどもと家族に "喜び" を—　　　　ISBN978-4-7878-2697-8

2025 年 3 月 3 日　初版第 1 刷発行

監　　　修	一般社団法人　日本臨床栄養協会
編　　　集	小児栄養分野推進合同協議会
発　行　者	藤実正太
発　行　所	株式会社　診断と治療社
	〒 100-0014　東京都千代田区永田町 2-14-2　山王グランドビル 4 階
	TEL：03-3580-2750（編集）　03-3580-2770（営業）
	FAX：03-3580-2776
	E-mail：hen@shindan.co.jp（編集）
	eigyobu@shindan.co.jp（営業）
	URL：https://www.shindan.co.jp/
表紙デザイン	三報社印刷　株式会社
本文イラスト	松永えりか（フェニックス）
印刷・製本	三報社印刷　株式会社

© 株式会社 診断と治療社，2025. Printed in Japan.　　　　　　　　［検印省略］
乱丁・落丁の場合はお取り替えいたします．